Bielefeld
F.X. Mayr easy

Die Autorin

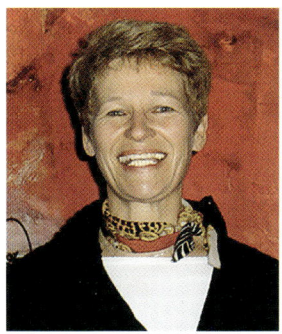

Dr. med. Jutta Bielefeld ist Ärztin für Allgemeinmedizin mit Schwerpunkt innere Erkrankungen. Ausgelöst durch wiederholte »banale« Erkrankungen ihrer beiden Kinder kamen ihr Zweifel, ob die schulmedizinische Behandlung mit Antibiotika (Mittel gegen Bakterien), Antihistaminika (Mittel gegen Allergien) und Antidiarrhoika (Mittel gegen Durchfall) der beste Weg war, um Alltagserkrankungen zu trotzen. Konsequent, zunehmend begeistert und überzeugt widmete sie sich dem intensiven Studium der Naturheilverfahren, der klassischen Homöopathie und der Traditionellen Chinesischen Medizin mit Akupunktur, Yoga und Qi Gong. Zur Mayr-Therapie kam sie durch frustrierende Erfahrungen mit Reizdarmpatienten. Insbesondere bei falscher Ernährung und Nahrungsmittelunverträglichkeiten überzeugten die Mayr'schen Prinzipien. In diesem Zusammenhang lernte sie auch den Wert der individuellen Testung nach der Applied Kinesiology kennen und schätzen.

Frau Dr. Bielefeld lässt sich inspirieren von den faszinierenden therapeutischen Möglichkeiten, die fremde ganzheitliche Denk- und Medizinsysteme eröffnen. Allerdings hinterfragt sie kritisch die Heilungsansätze in ihrer Andersartigkeit, denn nicht alles ist auf uns als Patienten positiv übertragbar. In diesem Buch finden Sie lösungsorientierte Tipps, von denen Sie profitieren, sozusagen »best of«!

Frau Dr. Bielefeld praktiziert in Fellbach bei Stuttgart.

■ Dr. med. Jutta Bielefeld

F.X. Mayr easy

■ Fit, gesund und einfach gut drauf

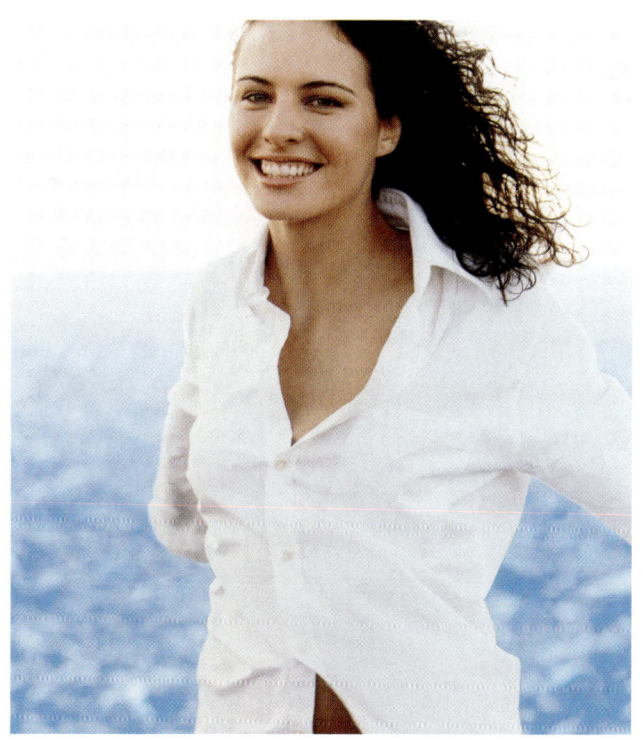

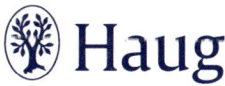 Haug

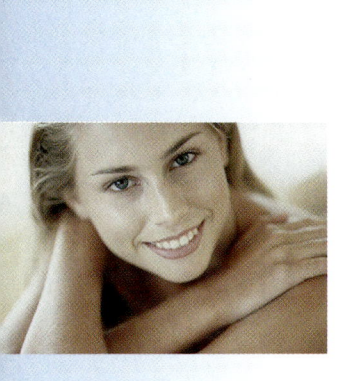
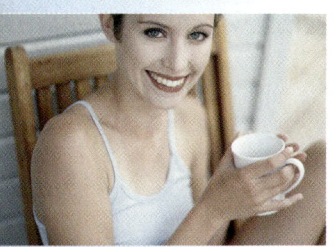

Easy im Alltag   35

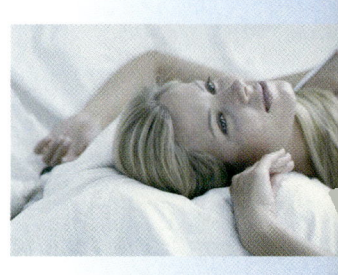

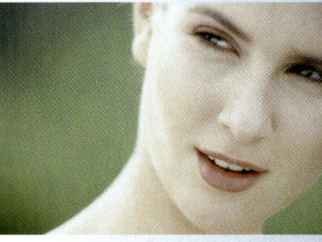

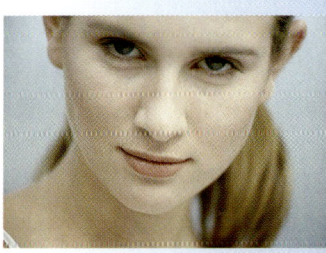

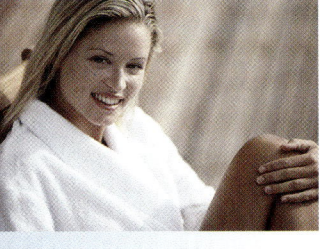

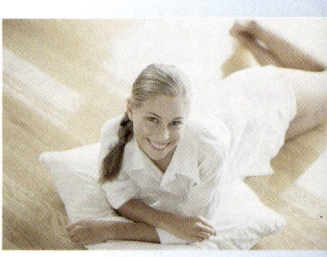

Vorwort

Kennen Sie auch diese unangenehme Benommenheit im Kopf, dieses elende Völlegefühl und dieses Kneifen im Bauch? Fühlen Sie sich häufig schlapp und emotional aus der Balance? Dann ist es wohl an der Zeit, etwas an Ihren Lebensgewohnheiten zu ändern. Körperliche Leistungsfähigkeit, mentale Stärke und seelische Ausgeglichenheit haben gemeinsame Wurzeln im Bauch, und zwar in unserem Verdauungsapparat. Wenn Sie also Ihrem Bauch etwas Gutes tun, machen Sie sich fit für die Anforderungen des täglichen Lebens. Die konkrete Aufgabe lautet, die Verdauungsorgane durch Schonung, Säuberung und Schulung zu entlasten. Und genau das geschieht im Rahmen einer Mayr-Kur. Man muss nicht Harald Schmidt oder Thomas Gottschalk heißen, um von so einer Kur begeistert zu sein!

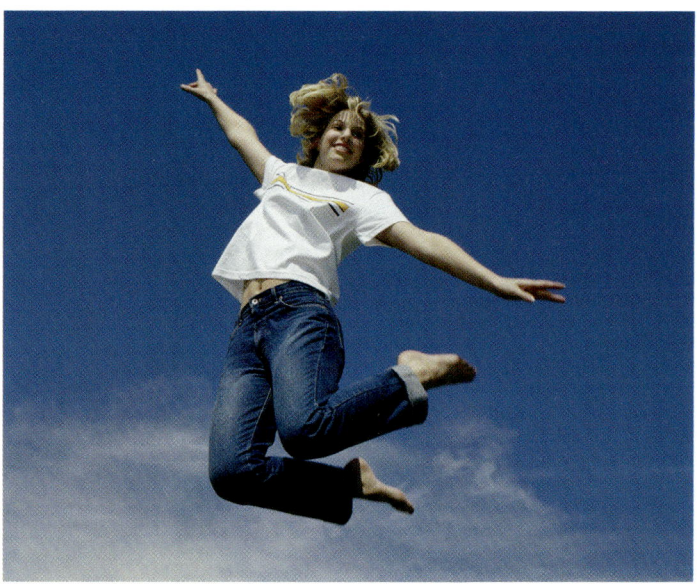

Wenn Sie jedoch gerade nicht die Möglichkeit haben, einen einigermaßen strukturierten Tagesablauf einzuhalten, oder wenn Ihnen der Mut fehlt, sich einem intensiven dreiwöchigen Programm zu stellen, das Ihr Leben verändern kann, dann beginnen Sie doch einfach mit einem kleinen Schritt: Ob Entlastungstag oder Entlastungsprogramm am Wochenende, Dinner cancelling oder gezielte Ernährungsumstellung, ob Basenbad oder auch nur eine Steigerung der Trinkmenge, jeder dieser Schritte wird Sie auf dem Weg zu neuem Wohlgefühl voranbringen.

Und warum »easy«? »Easy« bedeutet in unserem Fall: Schweres leicht gemacht, denn – wie der Weise sagt – alles leichte ist am Anfang schwer. Die Aussicht auf einen wunderbaren Gewinn an geistiger und körperlicher Fitness führt Sie vielleicht zu der Einsicht, F.X. Mayrs Prinzipien auch anwenden zu wollen, selbst wenn die Hürden einer dreiwöchigen Kur manch einem schier unüberwindlich erscheinen mögen.

Der Weg zum Ziel kann jedoch ebenso gut mit einem leichtfüßigen Überspringen von Maulwurfshügeln, z.B. einem Dinner cancelling, begonnen werden, eben: »easy«! In diesem Buch erhalten Sie viele bewährte Tipps, wie Sie sich durch einfache kleine Änderungen Ihrer Gewohnheiten Kraft und Gesundheit in Ihren Alltag holen können.

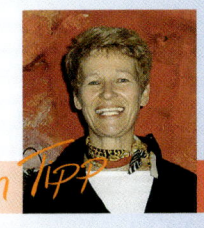

Mein Tipp

Man muss einen Berg nicht über den steilsten Weg bezwingen, auch Serpentinen führen zum Ziel.

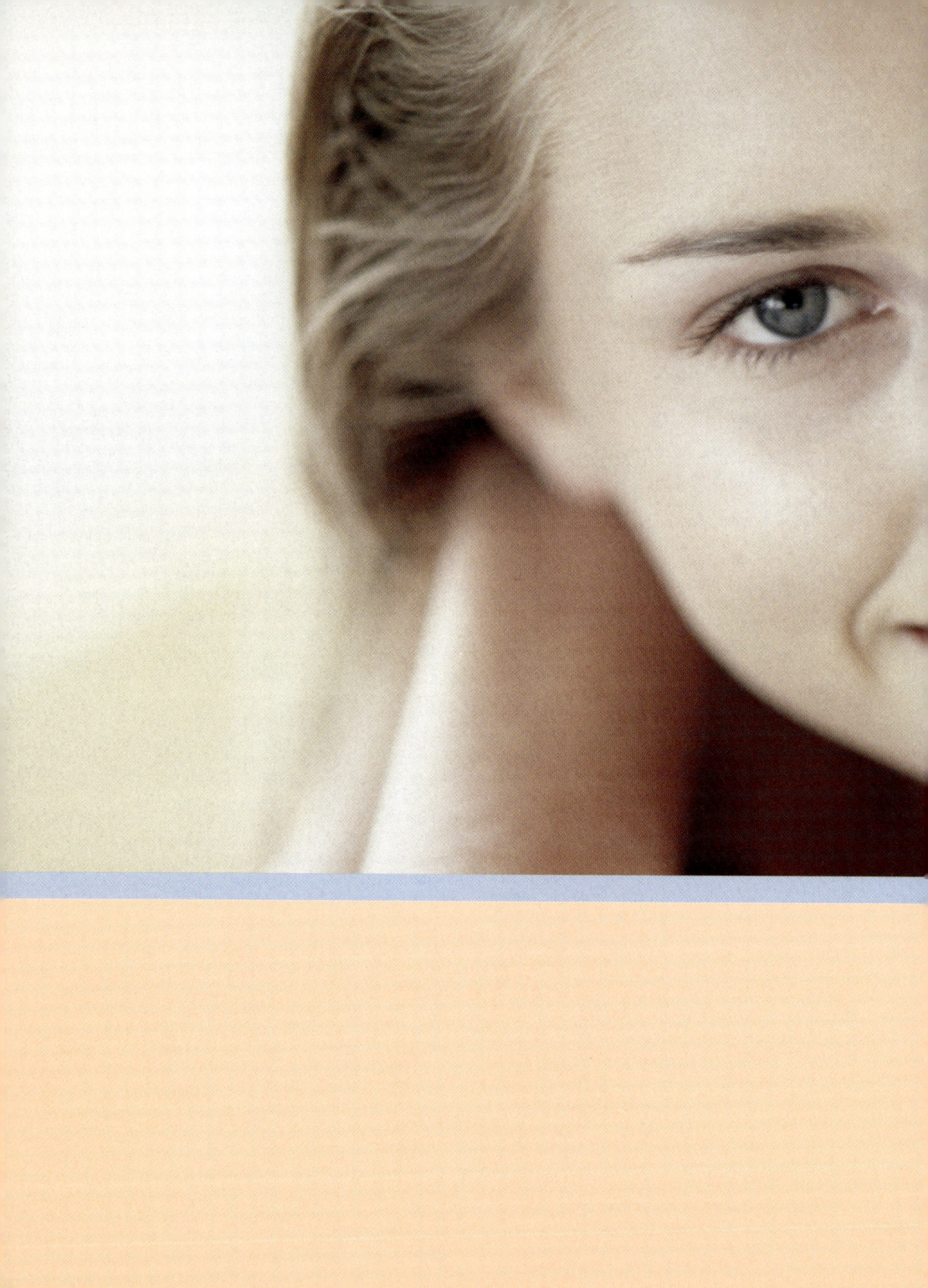

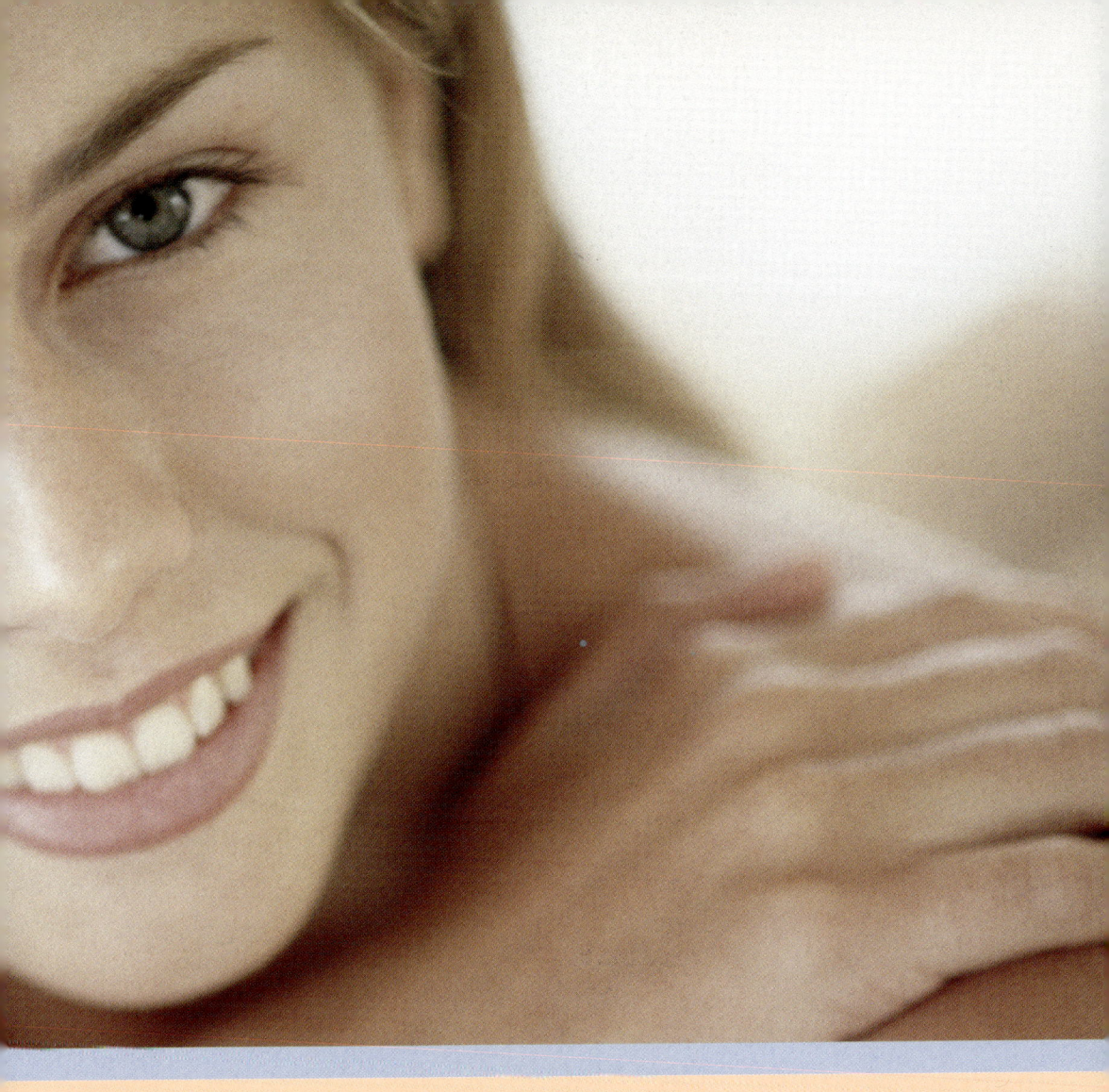

F.X. Mayr-Basics

Wer war Dr. F.X. Mayr?

Menschen, die gegen den Strom schwimmen, haben es nicht leicht. Erfinder, deren Ideen vor der Zeit reif sind, werden häufig zunächst verlacht. Der heute berühmte Arzt und Forscher Dr. F.X. Mayr war so ein Revolutionär: Er begründete die Gesundheitsmedizin, fand dafür jedoch selbst in den eigenen Reihen lange Jahre nur wenig Unterstützung.

Franz Xaver Mayr (1875–1965)

Der berühmte österreichische Arzt und Forscher war ein Pionier auf dem Gebiet der Gesundheitsmedizin. Als Grundsatz seiner Lehre gilt: Gesunde Lebensführung und Ernährung erhalten den Verdauungsapparat und damit den ganzen Menschen fit und vital.

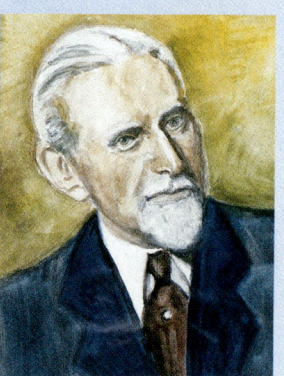

Die drei Säulen seiner Therapie sind: Schonung, Säuberung, Schulung; später wurde von seinen Schülern Ernst Kojer und Erich Rauch die Substitution hinzugefügt. Dr. F.X. Mayr arbeitete lange und sehr erfolgreich in Karlsbad, dem damaligen Mekka der Verdauungskranken, bevor er sich nach Wien zurückzog.

Sein Name wird wohl auf immer mit der »Milch-Semmel-Kur« assoziiert bleiben. Und das obwohl die Moderne Mayr-Medizin diese Beschränkung aufgrund der zunehmenden Nahrungsmittelunverträglichkeiten schon seit längerem aufgehoben hat.

Bereits als kleiner Junge schulte er Augen und Hände, wenn er auf dem väterlichen Bauernhof Tiere für den An- und Verkauf begutachten musste. Als Student der Medizin kam F.X. Mayr erstmals in Kontakt mit chronisch darmkranken Patienten. Die Verschiedenartigkeit der Bäuche (Bauchformen und Befunde) und das zeitgleiche Auftreten weiterer körperlicher Veränderungen in Zusammenhang mit dem jeweiligen Tastbefund eines Bauches faszinierten ihn schon früh. Triebfeder seiner Arbeit war die Überzeugung, dass ein kranker Verdauungsapparat den ganzen Menschen nicht nur krank sondern auch alt und hässlich macht.

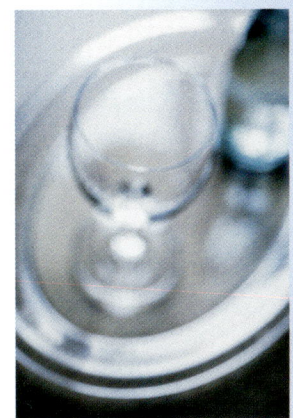

F.X. Mayr entwickelte über die Jahre ein überzeugendes ganzheitliches System der Gesundheitsmedizin, das auf die aktive Mitarbeit des Behandelten setzt: Er ließ seine Patienten fasten. Den »steinigen Weg der Gesundung« musste der Leidende zwar selbst zurücklegen, er war aber nicht allein auf sich gestellt: F.X. Mayr verstand sich als Bergführer und kundiger Berater in Krisensituationen. Das Fasten und Entlasten stieß jedoch in den Hungerjahren der beiden Weltkriege und erst recht in der anschließenden Wirtschaftswunderzeit mit all ihren lukullischen Verlockungen auf keine allzu große Gegenliebe beim breiten Publikum. In der jüngeren Vergangenheit konnten wir unsere Therapiebedürftigkeit allerdings am eigenen Leib spüren. Seitdem werden wir von einer regelrechten Lawine von Diät- und Lifestylebüchern überrollt. Doch mit dem modisch-neudeutschen Dinner cancelling, der

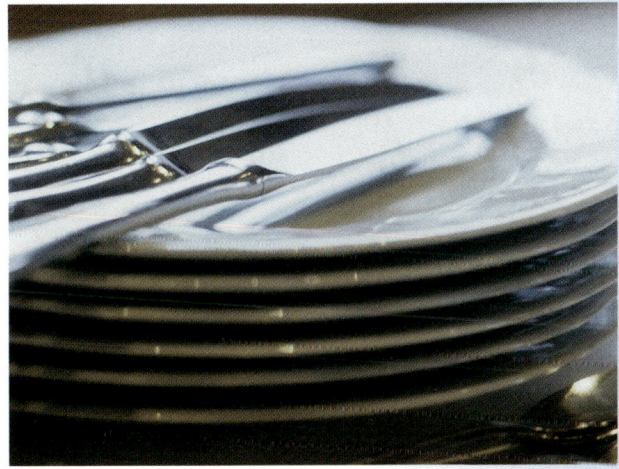

Slow-food-Bewegung oder der basenreichen Kost haben wir das Rad keineswegs neu erfunden, wir hätten nur bei F.X. Mayr nachschlagen müssen …

Der Bauch, Wurzel des Lebens

Der Mayrschen Philosophie liegt die Idee zugrunde, dass die Verdauungsorgane das Wurzelsystem des Menschen darstellen. So wie der Baum die für ihn notwendigen Nährstoffe über seine Wurzeln aufnimmt, so erlangt der Mensch seine Lebenskraft über die Verdauungsorgane. Anfallende Schlacken scheidet er über Darm und Nieren wieder aus. Sind die Bauchorgane jedoch krank, ist ihre Funktion eingeschränkt, so wirkt sich das negativ auf den gesamten Organismus aus, der Mensch wird ebenfalls krank. F.X. Mayrs großes Verdienst war es, objektive Kriterien für einen gesunden, einen »halbkranken« und einen kranken Bauch herauszuarbeiten.

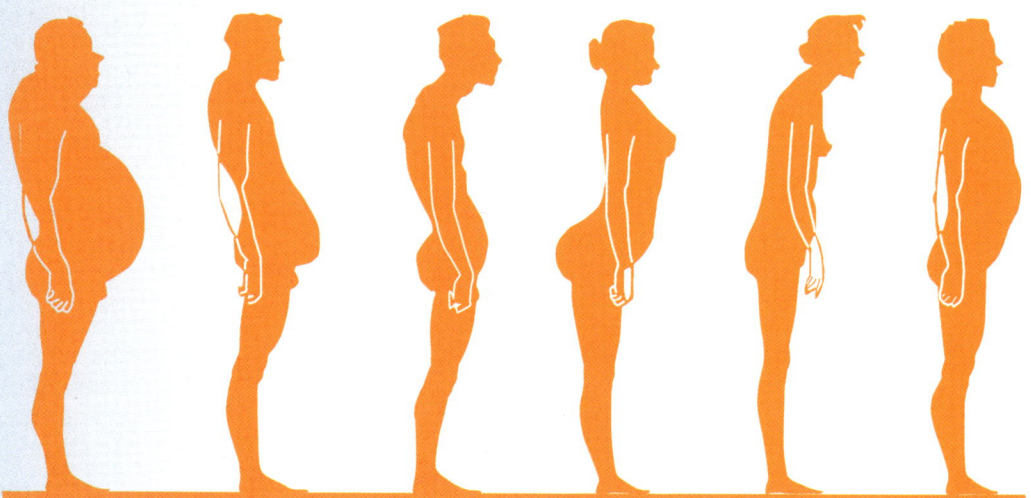

Hier sehen Sie diese Bäuche sowie die Körperhaltungen, die sie verursachen. Kommen Ihnen die Silhouetten bekannt vor? Sicher, denn man sieht sie in jedem Schwimmbad, in jeder Sauna.

Drehscheibe Darm

Ein regelmäßiger Stuhlgang bedeutet noch lange nicht, dass der Darm gesund ist! Der erfahrene Mayr-Arzt kann die Anzeichen eines beginnenden Verdauungsschadens (Enteropathie nach Mayr) anhand des Bauchbefundes feststellen. Ein Verdauungsschaden liegt vor bei schlaffen, überblähten und gereizten Darmabschnitten. Subjektiv mag der Patient noch beschwerdefrei sein, das ändert sich aber, wenn die Verdauungsstörung chronifiziert. Nun sind ausgeprägte entzündliche Darmabschnitte tastbar sowie eine schmerzhafte Verhärtung in Nabelhöhe, die einem Lymphstau im Entsorgungsgebiet des Darmes (Radixödem) entspricht.

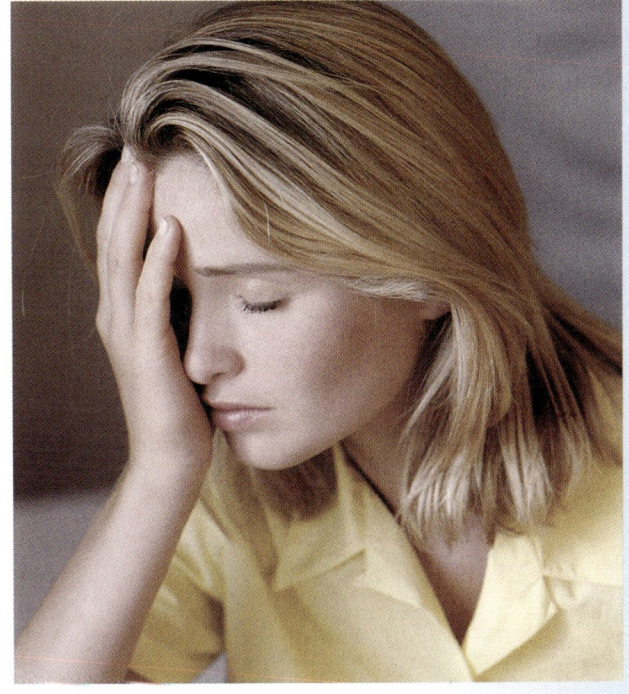

Beides führt zusammen mit Gasbildung und Kotstau zu einer deutlichen Haltungsänderung (s. Abb. S. 14). In diesem Stadium rebelliert auch der Bauch und der Patient empfindet Beschwerden wie Völlegefühl, Sodbrennen, Blähungen, Verstopfung oder Durchfall. Hinzu kommen die Symptome einer Selbstvergiftung durch den Darm (Autointoxikation s. S. 18, 30–31). Diese entstehen aufgrund von Gärungs- und Fäulnistoxinen (Gifte) und äußern sich in Abgeschlagenheit, Gereiztheit, Nervosität, Benommenheit, Kopfschmerzen, Sehstörungen, Herzbeschwerden, Rückenschmerzen oder Schlafstörungen. Ist hier der Darm die Wurzel allen Übels? Nein, es ist wohl eher der Mensch, der seinem Darm diese Übel zumutet. Also: Tun Sie etwas für Ihren Darm, ganz easy, und Sie fühlen sich schnell wieder wohl und fit.

Die Prinzipien der Mayr-Therapie

Zitat

Es gibt keinen Menschen, der so gesund ist, dass er durch zeitweiliges Einstellen der Nahrungsaufnahme oder eine Änderung seiner üblichen Ernährung nicht noch gesünder, leistungsfähiger, arbeits- und lebensfroher werden könnte.

(F.X. Mayr)

Durch Beobachtungen und Untersuchungen gelangte F.X. Mayr zu der Überzeugung, dass eine falsche Lebensweise, insbesondere eine falsche Ernährung, uns krank macht. Die Kardinalfehler: Wir essen zu schnell, zu viel, zu spät und zu häufig. Auf der Grundlage dieser Erkenntnisse entwickelte F.X. Mayr seine Prinzipien der Schonung, Säuberung und Schulung. Später erkannten seine Schüler außerdem die Notwendigkeit der Substitution. Den individuellen Therapieerfolg kontrollierte Mayr im Rahmen der engmaschigen manuellen Bauchbehandlungen.

Was steckt dahinter?

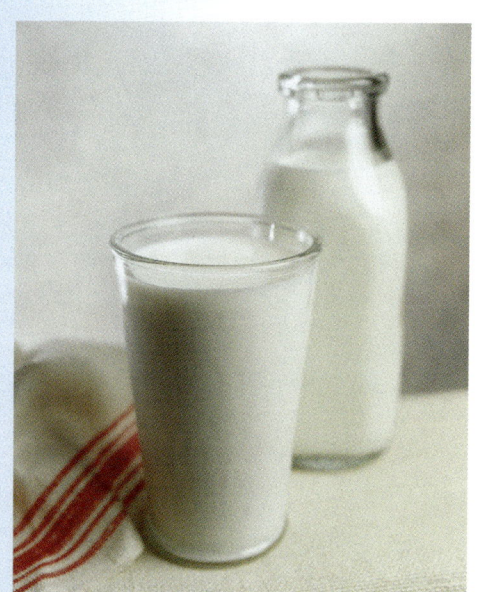

Schonung

Auf die Frage »Wie steht es mit Ihrem Magen?« bekomme ich so manches Mal ein strahlendes: »Ich habe einen hervorragenden Magen, Frau Doktor, ich könnte auch Steine essen!« zur Antwort. Sollte man das wirklich können? Ist das ein Kriterium von Gesundheit? Ein gesundes Kleinkind verweigert das Essen, wenn es satt ist. Isst es etwas Falsches, bekommt es Durchfall oder erbricht. Auch wenn es krank ist, verweigert es die Nahrungsaufnahme. In dem bekannten Ratschlag »Iss, damit du gesund wirst« werden sicherlich Ursache und Wirkung vertauscht.

Schonung nach F.X. Mayr bedeutet Teefasten oder modifiziertes Fasten, das heißt Beschränkung auf im klassischen Falle Milch und Semmel. Als mögliche Alternative gilt auch die Schonkost im Sinne der Milden Ableitungsdiät, bei der besonders auf leicht verdauliche Kost mit stark basischer Komponente Wert gelegt wird. Nur durch eine auf diese Weise kontrollierte Ernährung erreichen wir die Entlastung des Verdauungstraktes. Schließlich können wir die Bauchorgane zur Schonung nicht einfach mit einem Gips ruhig stellen.

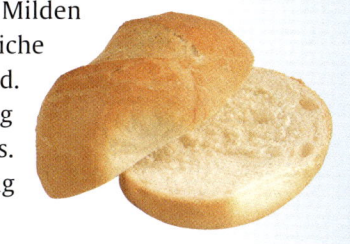

Säuberung

Eine der ältesten Methoden zur akuten Entlastung des Darms ist die Gabe von abführend wirkenden Kräutertränken sowie die Anwendung von Einläufen und Klistieren. Während die

Machen Sie den Spinattest

Essen Sie

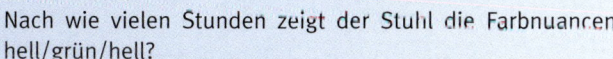

- zum Frühstück nur Weißbrot,
- zum Mittagessen nur Spinat und grünen Salat (sonst nichts!),
- abends wieder Weißbrot oder Nudeln.
- Zwischen den Mahlzeiten viel trinken!

Nach wie vielen Stunden zeigt der Stuhl die Farbnuancen hell/grün/hell?

Auswertung

- 24 Stunden: Wow! Vermutlich ein gesunder Darm!
- 48 Stunden: Sie sollten sich einige Gedanken machen und der Lektüre dieses Buches Taten folgen lassen ...
- 72 Stunden: Auf zum Gastroenterologen (Magen-Darm-Spezialist)! Wenn dort alles »in Ordnung« ist, umgehend einen Mayr-Arzt aufsuchen.

Verweildauer von Speisen im Magen-Darm-Trakt früher im Schnitt rund 24 Stunden betrug, rechnet man heute mit 48–72 Stunden. Schuld daran sind unter anderem die sitzende Lebensweise und die ballaststoffarme Kost. Selbst wenn Sie sich glücklich schätzen, jeden Tag Stuhlgang zu haben, bedeutet das noch nicht, dass die Passagezeit auch stimmt! Testen Sie einmal selbst, wie fit Ihr Darm ist (Spinattest S. 17).

Ein chronisch verzögerter Stuhlgang zieht früher oder später unweigerlich eine Selbstvergiftung (Autointoxikation) aus dem Darm nach sich, da giftige Stoffwechselprodukte nicht oder nicht ausreichend ausgeschieden werden. In der Folge wird insbesondere die Leber, unser großes Entgiftungsorgan, überlastet. Dies wiederum führt zu Konzentrationsschwäche, Müdigkeit, Kopfschmerz und Bauchbeschwerden.

Unsere Darmentleerung funktioniert nach so genannten Reflexbögen: Der Magen-Dickdarm-Reflex sorgt dafür, dass der Darm das Signal »entleeren« bekommt, wenn neue Nahrung zugeführt wird. Diese physiologische Reaktion entfällt beim

Mein Bittersalz-Cocktail

So wird's gemacht:

- Am Vorabend 1 gestrichenen Teelöffel kristallines Bittersalz in etwas Wasser einrühren.
- Am Morgen als Erstes mit 38 Grad warmem Wasser auf 250 ml auffüllen, 1 TL Basenpulver hinzufügen und zügig austrinken.
- Nicht mehr hinlegen, sondern bewegen.
- Frühestens nach 1 Stunde Nahrung oder Tabletten zu sich nehmen.

Bei hartnäckiger Verstopfung eventuell die Dosis auf einen gehäuften Teelöffel erhöhen oder das Salz 2 x täglich einnehmen.

Fasten mangels Nachschub. Deshalb muss in diesem Fall etwas nachgeholfen werden. Die Mayr-Medizin setzt hier vorwiegend Bitter- oder Glaubersalz ein, für besonders empfindliche Gaumen eignet sich F.X. Passagesalz. So werden, ohne chemische Reizung des Darms, durch einen vermehrten Wassereinstrom Kotreste entfernt, gleichzeitig wird die Darmperistaltik angeregt. Von einer Therapie über Wochen ist – wie bei allen anderen Abführmitteln – aufgrund zu hoher Salzverluste abzuraten!

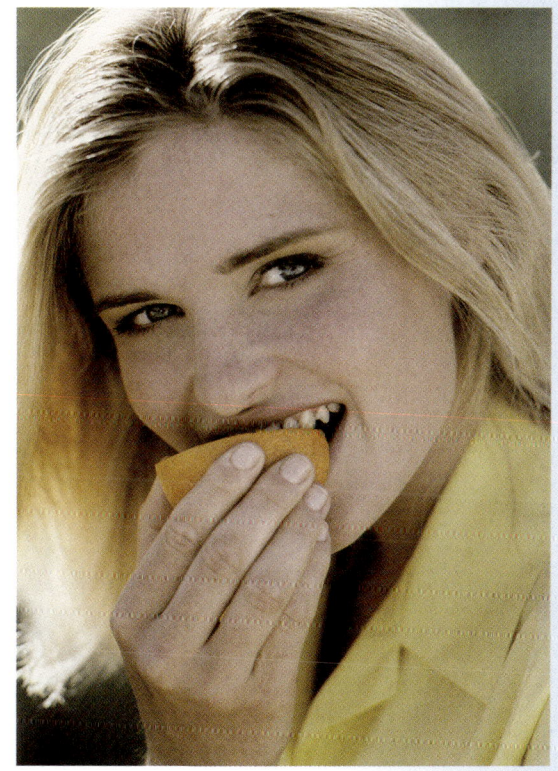

Wichtig

Es ist dringend davon abzuraten, Abführmittel, auch Glauber- oder Bittersalz, über Wochen einzunehmen. Auf Dauer ist der Salzverlust zu hoch!

Schulung

Wieso Schulung? Eine Schulung ist notwendig, weil wir viele Dinge, die ursprünglich einmal ganz natürlich für uns waren, verlernt haben. Dabei reicht in einigen Disziplinen ein wenig Nachhilfe aus, in anderen dagegen müssen wir eine Klasse wiederholen oder gar noch einmal ganz von vorne anfangen. Letzteres gilt zum Beispiel für das Kautraining. Nach F.X. Mayr sollen wir jeden Bissen gewissenhaft kauen, etwa 40-mal. Die langweilige und biologisch nicht gerade hochwertige Semmel in der Mayr-Medizin dient einzig und allein als Kautrainer und Schwamm für das Nahrungsmittel Milch!

Und jetzt Hand aufs Herz: Wer kaut schon jeden Bissen 40-mal? Weshalb sollten wir das auch tun? Die Antwort ist ganz einfach: Weil bei diesem Vorgang täglich bis zu neun Liter Verdauungsdrüsensekrete freigesetzt werden. Nur mit ihrer Hilfe kann unsere Nahrung optimal aufgeschlossen werden. Wer beim Essen schlingt, hat nur wenig von all den wun-

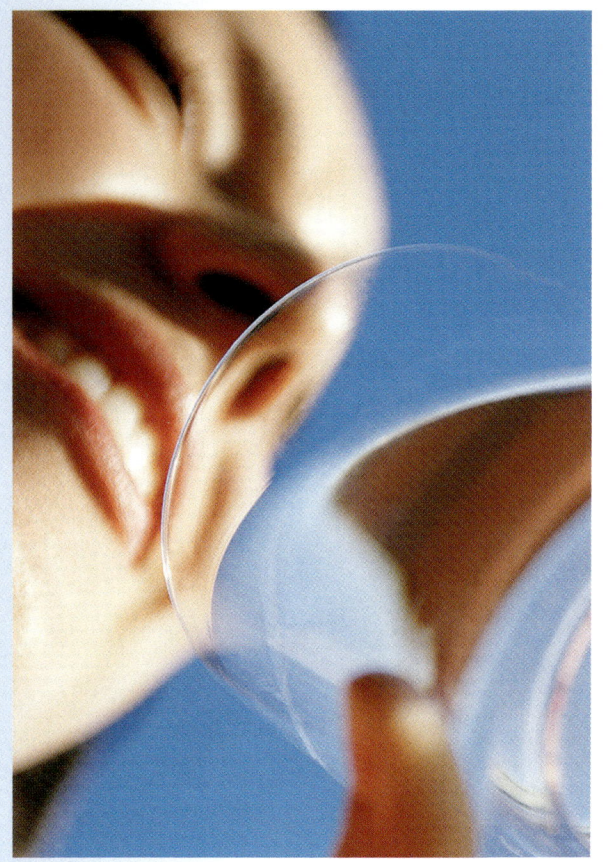

derbaren Vitaminen, da der Körper sie nicht richtig verwerten kann. Schade ums Kochen eigentlich, da könnte man auch gleich ins Fast-Food-Restaurant gehen. Dort aber bitte, wenn überhaupt, schlingen, damit die minderwertige Nahrung uns nicht zusätzlich belastet!

Nicht nur das intensive Kauen, auch das richtige Trinken haben wir verlernt, also: nachsitzen. Geht es Ihnen auch so, dass Sie das Trinken vergessen, wenn Sie angestrengt arbeiten? Spätestens der einsetzende Spannungskopfschmerz sollte Sie daran erinnern. Oder möchten Sie sich bei einer Besprechung nicht als Blasenschwächling outen? Nur durch Flüssigkeitszufuhr können Sie Ihre Blase trainieren. Trinken Sie etwa bevorzugt Kaffee? Dann sollten Sie es halten wie unsere südlichen Nachbarn: Gönnen Sie sich zu jeder Tasse Kaffee ein Glas Wasser!

Was sollen wir überhaupt trinken? Für den Organismus am hilfreichsten sind blonde, das heißt nur kurz gezogene Kräutertees und stille Wässer (kohlensäurehaltige sind bessere Durstlöscher, hier also kontraproduktiv), sowie beim Fasten klare Gemüsebrühe als Basenspender. Trinken Sie während des Fastens ausreichend: unter 50 Kilogramm Körpergewicht: 2 Liter, zwischen 50 und 90 Kilogramm: 3 Liter, über 90 Kilogramm 4 Liter pro Tag!

Was die Schulung des Sättigungsgefühls angeht, müssen wir alle zurück in den Kindergarten. Wann sollen wir aufhören zu essen? Erst, wenn nichts mehr in den Magen hereingeht oder kurz vorher? Wann sind wir eigentlich gesättigt oder satt? Nach etwa 20–30 Minuten! Großes Ehrenwort: Wenn Sie eine bis maximal zwei Semmeln in kleinen Bissen genommen und je 40-mal gekaut haben, sind Sie satt! Der Rest sind pure Gelüste …

Esskultur nach F.X. Mayr

Zur Esskultur nach F.X. Mayr gehört gründliches Kauen und eine angenehme Atmosphäre ohne Störungen durch Zeitung lesen, Fernsehen oder Telefonate! Außerdem sollte der Abstand zwischen den Mahlzeiten mindestens 4–5 Stunden betragen, damit die Verdauungssäfte richtig wirken können und eine Gärung verhindert wird. Und natürlich reichlich trinken nicht vergessen, allerdings nur zwischen den Mahlzeiten.

Ferner ist wichtig, dass Sie Ihr Bauchgefühl bezüglich der Nahrungsmittel schulen, die Sie schlecht vertragen. Wenn Sie durch das Fasten wieder ein richtig gutes Bauchgefühl haben, werden sie sensibler für das, was Ihr Bauch nicht mag. Rohköstler, Körner- und Müslifreaks werden vielleicht wieder Gasbildung im Darm und Müdigkeit bemerken, diejenigen, die unter Milchunverträglichkeit leiden, bemerken die einsetzende Durchfallneigung. Bei einer Mayr-Kur werden diese Schulungsaspekte unterstützt durch die begleitende ärztliche manuelle Bauchbehandlung (»Darmtraining«). Hierbei wird die Peristaltik verbessert, die Blut- und Lymphzirkulation angeregt, die Atmung aktiviert und die Verdauungsdrüsen werden stimuliert, also Ausscheidung und Entgiftung gefördert.

Substitution

Bei einer Säurebelastung des Organismus entsteht ein Defizit an basenbildenden Mineralien, insbesondere an Kalium und Magnesium. Von einer Übersäuerung durch falsche Ernährung, sei es nun durch ein Zuviel an Zucker (Basenräuber) oder ein Zuviel an angeblich so gesunder Rohkost und Vollwertkost (Säurebildner mit hohem Gärungspotenzial), muss heutzutage ausgegangen werden. Denn Säuren bildet der Organismus selbst im Übermaß, Basen hingegen müssen ihm von außen zugeführt werden. Fast alle Pflanzen und pflanzlichen Produkte sind Basenbildner. Reis und Getreide reagieren im Körper bereits leicht sauer, stark sauer werden eiweißreiche Lebensmittel wie Fleisch, Fisch und alle Süßigkeiten verstoffwechselt. Die Gabe von Basenpulver und Mineralstoffen ist also in den meisten Fällen sinnvoll und wirkt unterstützend auf den Gesundungsvorgang.

Die Zauberformel

Die individuelle Gesundheitsmedizin nach F.X. Mayr hat eine Zauberformel. Sie lautet:

Ernährung = Nahrung × Verdauungskraft.

Die Verdauungskraft resultiert aus der Gesundheit unserer Bauchorgane. Die gilt es zu erhalten, zu pflegen und zu stärken.

Die meisten Ernährungswissenschaftler und auch viele »Forever-Young«-Spezialisten sehen den Organismus eher als biochemische Retorte. Sie köcheln nach dem leider wenig wirksamen Rezept: Man nehme wertvolle Ausgangssubstanzen wie Vitamine, Eiweißbausteine und Spurenelemente, fülle alles in exakt ausgewogener Dosierung ein, lasse das Ganze eine Weile im Körper einwirken, und schon sollen sich Wunderwirkungen offenbaren! Diese schlauen Theoretiker haben die Rechnung jedoch im wahrsten Sinne des Wortes ohne den Verdauungstrakt gemacht. Denn: Kein Bauch gleicht dem anderen, und alle diese unterschiedlichen Bäuche gehören zu unterschiedlichen Menschen mit wiederum unterschiedlichen Gewohnheiten und Vorlieben. Das hört sich nicht nur chaotisch an, das ist es auch!

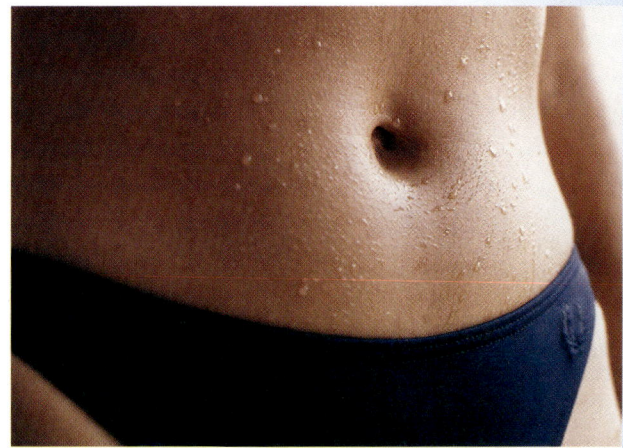

Um aber Ordnung in das Chaos zu bringen und de facto Wasser von Land zu teilen, hat F.X. Mayr seine oben genannten simplen Prinzipien aufgestellt. Hiervon können alle Bäuche und, über das Wurzelsystem Bauch, auch alle interessierten Bauchbesitzer profitieren.

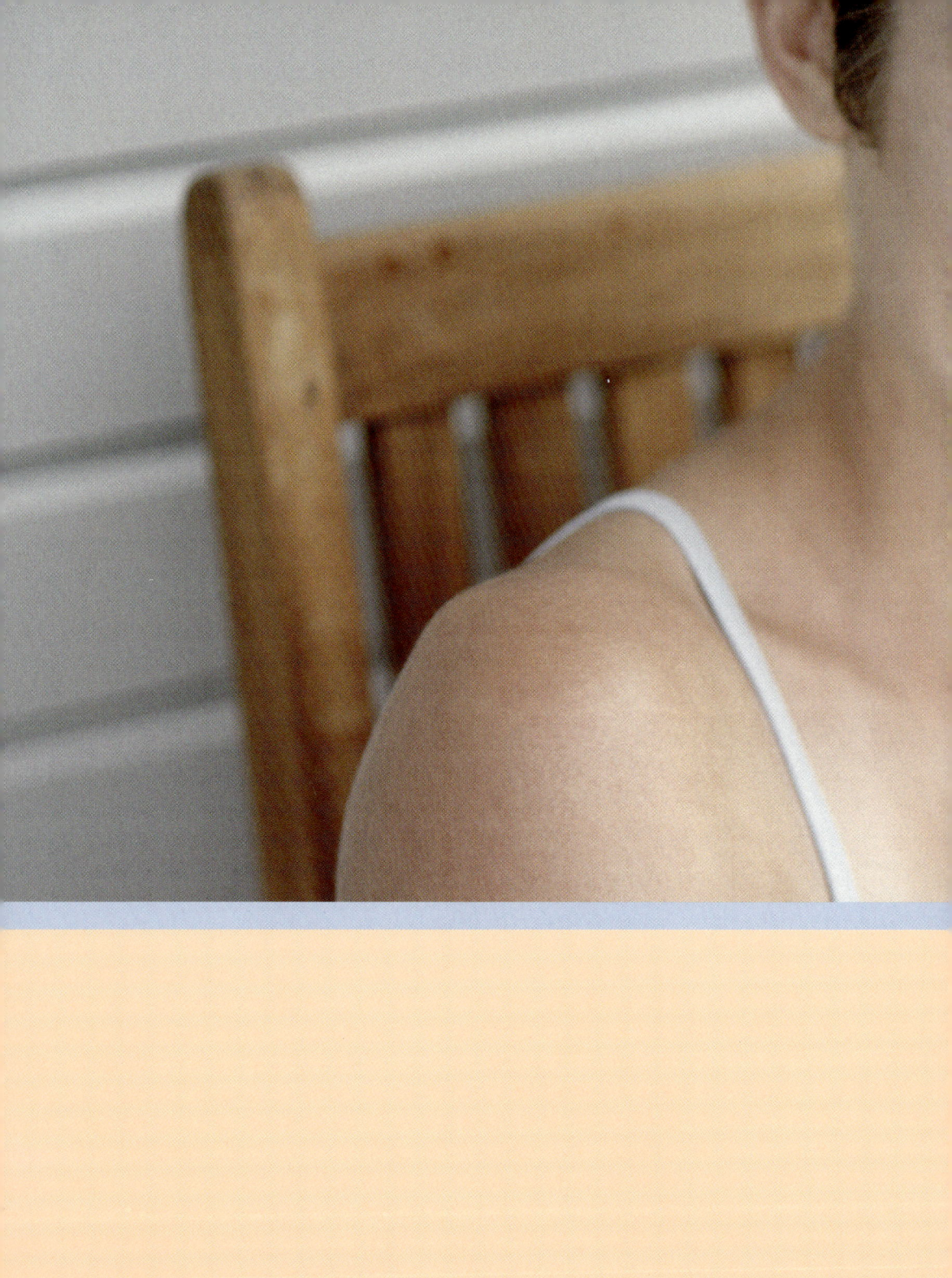

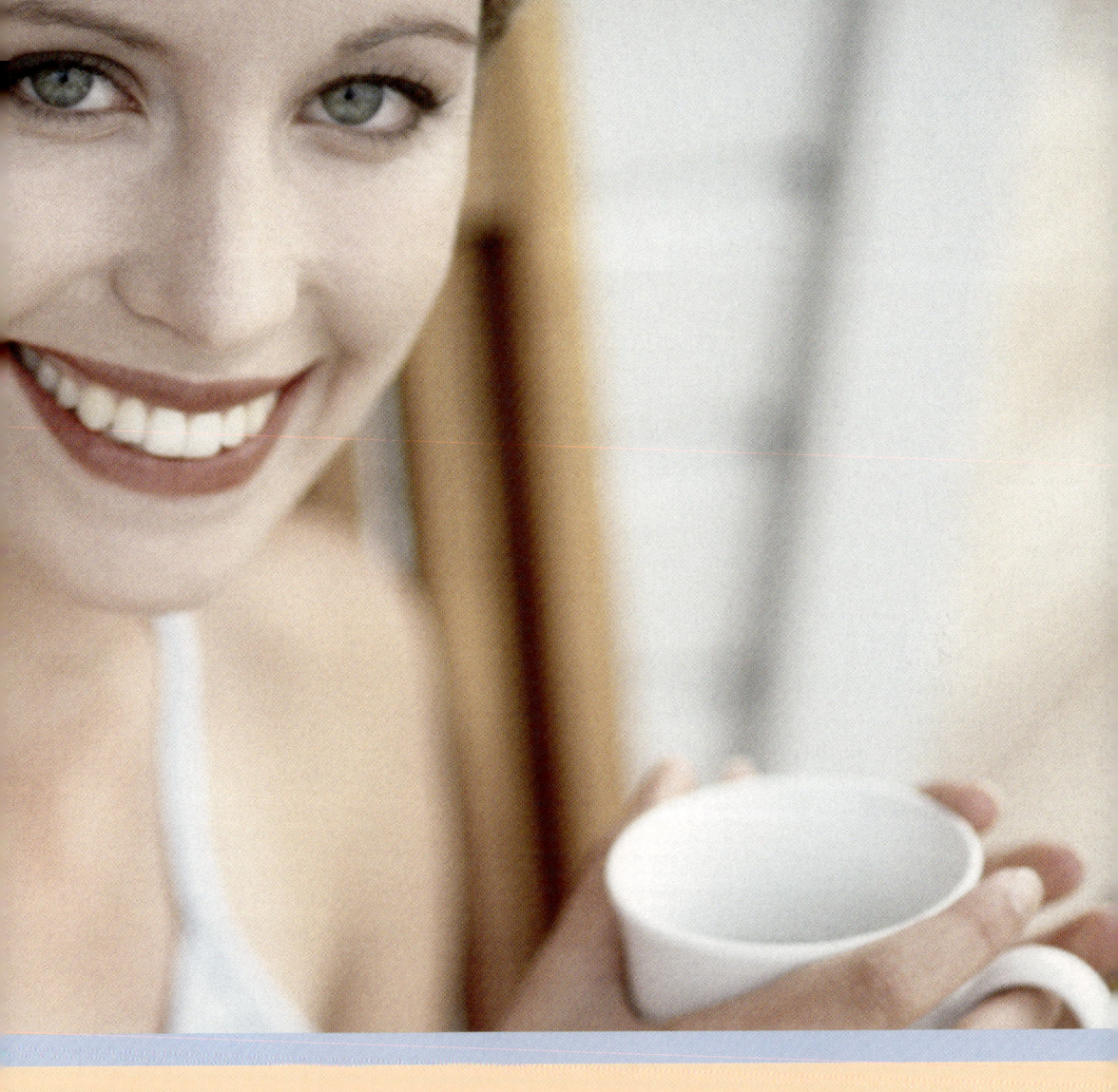

Stoffwechsel-Basics

An welchen Rädchen können wir drehen?

Das Feature »Wie unser Körper tickt« (s. S. 28) verschafft Ihnen einen Überblick über wichtige Zusammenhänge im Räderwerk Organismus. Was aber können wir tun, um unsere Gesundheit und unser Wohlbefinden zu verbessern? Eines ist klar: In dem fein abgestimmten System unseres Körpers können (und dürfen) wir den »Input« selbst bestimmen. Aber Vorsicht: Wir sollten die Kronenschraube so angemessen und behutsam drehen, dass die Feder, die die einzelnen Vorgänge im Organismus antreibt, nicht zu Schaden kommt oder bricht.

Bewusst essen

Input bedeutet im besten Fall: das Richtige, das individuell Bekömmliche essen und Unverträgliches und Schädliches meiden. Bitte hören Sie nicht auf die Rohkostapostel, Vollwert- und Frischkornmüslifreaks. Werner Kollath und Dr.

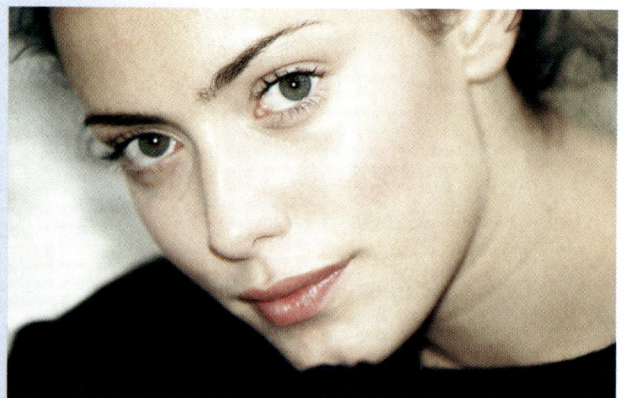

Max Bircher-Benner konnten den Absolutheitsanspruch ihrer Lehre am Ende nicht mehr halten. Und hören Sie nicht auf die Werbung! Viele von uns macht Milch keinesfalls munter, sondern müde und aufgeblasen. In der angeblich so »gesunden« Kombination von Milch und Vollkorn können Sie auch die Kalziumaufnahme glatt vergessen. Hören Sie nur auf Ihren Bauch!

Fasten mit Verstand

Wir sollten nur auf eine unserer Konstitution angemessene Art und Weise fasten, damit unser Körper keinen Schaden nimmt. Beim Fasten ohne Kauschulung kommt es vor, dass durch die Inaktivierung der Speicheldrüsen vermehrt Speichel- und Gallensteine auftreten. Beim Saftfasten wiederum ist es möglich, dass wir unseren Darm, ohne es zu bemerken, durch ein Überangebot an Fruchtzucker irritieren. Das ist schwierig festzustellen, da eine therapeutische Darmreinigung von ernährungsbedingten Durchfällen schlecht differenziert werden können.

Wenn wir das Falsche essen, können wir auch nicht abnehmen, denn der Körper reagiert auf diesen Reiz mit vermehrter Wassereinlagerung und mit Lymphstau! Es wird vermutet, dass der Körper seine Fettpolster verteidigt, weil er in ihnen alle Schadstoffe, die nicht wasserlöslich und somit nicht nierengängig sind, speichern kann! Die Botschaft ist daher: entgiften, die »Mülldeponien« abbauen, damit das Fettgewebe diese Daseinsberechtigung verliert und schwindet.

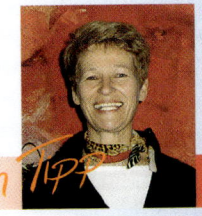

Mein Tipp

Besonders darmempfindliche Menschen sollten die Lebensmittel, die sie im Rahmen einer recht monotonen Schonkost eine Zeit lang zu sich nehmen möchten, vorher auf ihre Verträglichkeit testen lassen. Beim Fasten nach F.X. Mayr bemerkt Ihr Arzt ziemlich rasch, ob Ihr Bauch sich wohl fühlt oder ob ihn Unverträglichkeiten plagen.

Säuren und Basen ausbalancieren

Wo immer wir in ein System eingreifen, haben wir die Verpflichtung, etwaige Veränderungen genau zu überwachen, dies gilt insbesondere für den Säure-Basen-Haushalt. Im Fasten haben wir naturgemäß einen sauren Stoffwechsel, da der Körper vermehrt saure Schlacken absondert. Werden dazu noch Ganzkörpermassagen genossen (was bedeutet, dass Säuren aus dem verschlackten Bindegewebe in den Kreislauf gelangen), kann dadurch eine heftige Krise ausgelöst werden! Wenn auf der anderen Seite Basenbäder und Basenzubereitungen bei ursprünglich ausgeglichenem Status im Übermaß angewandt werden, ist das ebenfalls ein Kunstfehler. Säuren und Basen müssen in einem Gleichgewicht stehen!

Wie unser Körper tickt

Unser Stoffwechsel basiert auf einem System fein austarierter Regelkreise (z. B. Hormone, Säure-Basen-Haushalt), die wie die Räder eines Uhrwerks ineinander greifen. Wenn ein Rädchen hakt, weil es verbogen ist oder Rost angesetzt hat, dann setzt diese Information eine ganze Kaskade von Reaktionen in Gang. Desgleichen, wenn wir das Uhrwerk manipulieren. Damit dieses Wunderwerk überhaupt läuft, muss es regelmäßig Energieschübe bekommen, das heißt, es muss aufgezogen werden (durch gesunde Ernährung und Verdauung). Hierbei kann die Unruhe, die das Ganze antreibt, schon einmal Schaden nehmen.

Im Folgenden möchte ich Ihnen einige hilfreiche Begriffe und wissenswerte Aspekte dieser komplizierten Mechanik erläutern.

Säure-Basen-Haushalt: Idealerweise befindet sich der Körper in einem penibel austarierten Gleichgewicht von Säuren und Basen. Das ist notwendig, da unsere Stoffwechselvorgänge nur in einem eng begrenzten Bereich der pH-Wert-Skala (der Maßskala für den Säurewert) optimal funktionieren. Leber und Bauchspeicheldrüse arbeiten im basischen Bereich, während der Magensaft hochgradig sauer sein muss, um seine Aufgaben der Desinfizierung und Eiweißaufspaltung erfüllen zu können. Wenn die hoch spezialisierten Magenzellen Säure bilden, fällt in gleichem Maß Base an. Werden umgekehrt mehr Basen benötigt, müssen also auch mehr Säuren gebildet werden. Überschüssige Säuren, die der Organismus nicht verwerten kann, werden abgeatmet und über Haut, Darm und Nieren ausgeschieden. So versucht der Körper sein Säure-Basen-Gleichgewicht zu halten.

Unsere modernen Lebens- und Ernährungsgewohnheiten führen zu einer massiven Übersäuerung unseres Organismus. Infolgedessen stößt dieses System irgendwann an seine Grenzen.

Wir nehmen zu wenig Basenspender, wie Gemüse, sowie zu wenig Mineralsalze auf. Hinzu kommt, dass wir aufgrund unzureichender Bewegung überflüssige Säuren nicht in ausreichendem Maß abatmen und ausschwitzen können. Außerdem sind Nahrungsmittel, die Säure produzieren, wie Fleisch, Käse, Eier, Nudeln, raffinierte Zucker und andere Süßigkeiten heutzutage »in aller Munde«. Sie beeinträchtigen den Säure-Basen-Haushalt so stark, dass der Körper die schleichende Übersäuerung (Azidose) letztlich nicht mehr aus eigener Kraft verhindern kann.

Als Symptome einer chronischen Übersäuerung der Gewebe gelten Konzentrationsstörungen, Müdigkeit, Kopfschmerzen, Muskel- und Gelenkbeschwerden, Sodbrennen, saurer Durchfall und Depressionen. Seine letzte Chance sieht unser Organismus nun darin, zur Abpufferung der Säuren körpereigene Mineralsalze aus Knochen und Zähnen zu mobilisieren. Das führt allerdings zu

Osteoporose und Karies, womit uns sicherlich nicht geholfen ist.

Es gilt also, den so strapazierten Säure-Basen-Haushalt unseres Körpers wieder auszutarieren, und dabei helfen die Therapieansätze von F.X. Mayr.

Hormone regeln den Stoffwechsel in einem penibel aufeinander abgestimmten System. Hier einige der wichtigsten mit jeweils einer kurzen Erläuterung zu ihrer Funktion:

Cortisol wird in der Nebennierenrinde gebildet und ist unser Hauptstresshormon. Wichtig: Es verursacht nicht den Stress, sondern steigt an, um ihn zu bekämpfen! Dies geschieht bei Kampf oder Flucht, bei Infekt oder auch psychischer Überforderung. Wirkung: Cortisol erhöht den Blutzucker, unterdrückt die Immunabwehr und wirkt entzündungshemmend.

Katecholamine = Adrenalin und Noradrenalin. Sie werden im Nebennierenmark gebildet. Bei körperlichem oder seelischem Stress wird ihre Ausschüttung vom Nervus sympathicus stimuliert. Katecholamine erhöhen die Herzfrequenz und erweitern die Bronchien. Noradrenalin hält den Blutdruck stabil und ist zudem ein wichtiger Neurotransmitter, das heißt ein Botenstoff im Nervensystem.

Serotonin ist ebenfalls ein so genannter Neurotransmitter. Serotonin wird in speziellen Zellen des Darms und im Gehirn gebildet, tonisiert und entspannt die Muskulatur von Magen/Darm und Bronchien, hat Einfluss auf die Stimmung (Glückshormon! Antidepressiva sind Serotonin-Wiederaufnahme-Hemmer!), Nahrungsaufnahme (Appetitzügler) und Schmerzwahrnehmung. Serotonin war und ist im Gespräch zur Behandlung des Reizdarms.

Wachstumshormon, auch STH oder HGH genannt, wird von der Hirnanhangdrüse nachts besonders bei Unterzucker ausgeschüttet. Es erhöht den Blutzucker und hemmt die Fettsynthese. Fragliches »Jungbrunnenhormon«, welches das Wachstum von Körperzellen anregt; steht deshalb in Verdacht, in hohen Dosen Krebs zu verursachen.

Melatonin ist ein in der Zirbeldrüse (Epiphyse) gebildetes Hormon, das unsere biologische Uhr, z.B. den Tag-und-Nacht-Rhythmus, steuert und zur Regeneration unseren Turbo drosselt. Vorsicht: Ein Zusammenhang mit Hautkrebs wird bei regelmäßiger Einnahme diskutiert!

Nahrungsmittelintoleranzen, also Unverträglichkeit von Lebensmitteln, sind ein weit verbreitetes Phänomen. Solche Intoleranzen beeinträchtigen ein optimales Funktionieren des Organismus und können zu erheblichen Beschwerden führen.

Laktose: An einer Unverträglichkeit von Milchzucker leiden etwa 20 Prozent der Bewohner Mitteleuropas (weltweit 90 Prozent). Es handelt sich hierbei nicht um eine Allergie, sondern um einen mehr oder minder ausgeprägten Mangel an dem Milchzucker spaltenden Enzym Laktase. Übersteigt das Laktoseangebot (zu viel Milch, Quark, Käse) die Kapazität der Laktase, dann verbleibt Milchzucker im Dünndarm. Dort wird er weiter in Fettsäuren und Gase aufgespalten, was dann zu Blähungen, Völlegefühl und Durchfall führt.

Fruktose: Vermutlich leiden bis zu 30 Prozent unserer Bevölkerung an einem meist erworbenen (relativen) Mangel an einem Transportprotein (GLUT-5). Durch entzündliche Dünndarmerkrankungen oder einen zu hohen Fruchtzuckerkonsum (Früchte, Fruchtsäfte, Zuckerersatz und Zuckeraustauschstoffe wie Sorbit bei Diabetikern) kommt es zu einer bakteriellen Zersetzung der Fruktose, ebenfalls mit den Folgen Blähungen, Völlegefühl und Durchfall.

Gluten = Eiweißbestandteil der Getreidesorten Weizen, Dinkel, Roggen, Hafer und Gerste. Löst durch Antikörperbildung schwere Unverträglichkeitsreaktionen mit Durchfall und Mangelerscheinungen aus. Angeborene Form = Zöliakie, erworbene Form = Sprue.

Histamin ist eine körpereigene Substanz, ein so genanntes biogenes Amin. Es ist verwandt mit dem Serotonin, einem wichtigen Botenstoff im Gehirnstoffwechsel. Histamin spielt eine große Rolle bei allergischen Reaktionen. Vielleicht haben Sie schon einmal etwas von den so genannten Antihistaminika zur Unterdrückung der Heuschnupfensymptome gehört. Bei der Histaminintoleranz nun besteht keine Allergie, vielmehr liegt ein Missverhältnis zwischen Histaminanfall und -abbau durch das Enzym Diaminoxidase (DAO) vor. Wenn zu viel Histamin den Körper regelrecht überschwemmt, kommt es zu Überempfindlichkeitsreaktionen wie Kopfschmerzen, verstopfter oder laufender Nase, Rötung von Gesicht und Dekolletee, Herzstolpern, Müdigkeit, Durchfall sowie u. U. Atemnot.

Bestimmte Nahrungsmittel, so genannte Histaminliberatoren, setzen das körpereigene Histamin frei. Zu ihnen zählen Erdbeeren, Kiwi, Nüsse, Weizenkeime, Zitrusfrüchte, Ananas und Papaya. Andere pflanzliche Lebensmittel, die länger gelagert wurden, sowie Lebensmittel, die unter Einsatz von Mikroorganismen, wie Hefe, hergestellt werden, enthalten sehr viel Histamin. Sie können bei überempfindlichen Menschen ebenfalls die obigen Symptome auslösen. Zu nennen sind alkoholische Getränke wie Weizenbier, Wein und Champagner, Sauerkraut, Spinat, Ketchup, Käse, insbesondere lange gereifter Käse wie Emmentaler, aber auch durch Pökeln und Räuchern haltbar gemachte Wurstwaren wie Salami und Schinken, ebenso Fisch, insbesondere Konservenfisch, und natürlich Hefebrühwürfel.

Selbstvergiftung aus dem Darm: Der Begriff »Intestinale Autointoxikation« wurde bereits 1887 von dem Franzosen C. Bouchard

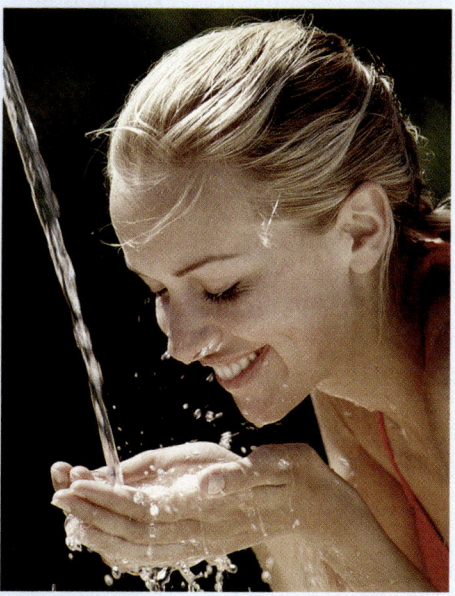

geprägt und beschreibt die Selbstvergiftung aus dem Darm. Wenn aufgenommene Nahrung nicht vollständig im Dünndarm resorbiert oder rechtzeitig durch den Dickdarm ausgeschieden wird, entstehen aus den Eiweißabbauprodukten Fäulnisgifte, beim Abbau von Kohlenhydraten Gärungstoxine. Dabei werden erhebliche Mengen Alkohol gebildet, die die Leber und in der Folge den gesamten Organismus belasten. Prof. Dr. med. Karl Pirlet (Frankfurt) konnte diese Zusammenhänge bei abstinenten Rohköstlern gaschromatografisch nachweisen. Solche Alkoholvergiftungen entstehen ganz massiv durch die Gärung von Vollwertkost. Nicht nur die Gemüse- und Obstrohkost, sondern auch das Vollkorngetreide stellen eine enorme Belastung für den Verdauungsapparat dar: Vollkorn enthält Eiweiße, die die Stärkeverdauung behindern (Amylaseinhibitoren) und so ebenfalls über die Gärung den Körper mit Fuselalkoholen überschwemmen. Zudem enthält es Phytinsäure, welche Zink, Eisen und Kalzium bindet – also dem Körper entzieht – und so zu entsprechenden Mangelerscheinungen führen kann.

Stress: Unter Stress verstehen wir zunächst einmal jede Art von Auseinandersetzung mit einer Belastung. Demnach gibt es guten und schlechten Stress (Eustress und Disstress nach Prof. Dr. Hans Selye). Eustress kann der psychische Ausnahmezustand mit Herzklopfen und Schlaflosigkeit im Zustand der Verliebtheit sein. Die gleichen Symptome können auftreten bei drohendem Arbeitsplatzverlust und werden dann naturgemäß negativ verarbeitet. Stress bereitet uns Kopfzerbrechen und führt zu Verspannungen, er raubt uns den Schlaf, schlägt uns auf den Magen und sogar den Darm, wir »haben Schiss«. Er vergrämt uns, verhärtet unsere Seele und entfremdet uns so von uns selbst.

Im Stress wird Cortisol ausgeschüttet, das uns, wie schon unsere Vorfahren in der Steinzeit, auf Kampf oder Flucht vorbereitet. Ebenfalls kommt es zu einer Ausschüttung von Adrenalin, das unsere Muskeln anspannt, die Bronchien erweitert und unser Glückshormon Serotonin hemmt, damit wir den Dingen realistisch ins Auge sehen.

Fasten: Fasten bedeutet einen freiwilligen Verzicht auf Nahrung angesichts eines Überangebots an Speisen. Im Gegensatz dazu steht der durch Mangel und Not verursachte Hunger. Fast jede Religion, jeder Kulturkreis kennt Fastenzeiten oder Fasttage zum Läutern und Stärken von Körper und Seele.

Der Verzicht auf Nahrung stellt eine gezielte Entlastung dar. Der Darm kann sich erholen und mit ihm das darmständige Immunsystem. Ohne die Belastung durch unverträgliche Nahrungsmittel wird auch der Kopf frei, wir schlafen besser, Muskelschmerzen verschwinden und Glückshormone überschwemmen das Hirn. Eines haben wir dabei sicherlich nicht: Hunger!

Finger weg von Hormonen!

An den Hormonrädchen – ich meine hier den eigenmächtigen Gebrauch von frei verkäuflichen Hormonen – sollten wir nicht eigenständig drehen. Denn dabei besteht Gefahr für Leib und Leben. Stattdessen: Behandeln Sie sich auf natürliche Weise mit Laufen und Fasten.

Durch Fasten, auch schon durch Dinner cancelling, wird die nächtliche Wachstumshormonausschüttung stimuliert. Beim Laufen, dem »richtigen« Laufen im Sauerstoffüberschuss, setzt der Körper das Glückshormon Serotonin frei und beflügelt Körper und Seele.

Mutig gegen Stress

An dem großen Rad mit der Aufschrift »Stress« hingegen sollten Sie drehen! Sie wissen nicht, wie? Sie dürfen das Rad zunächst ganz couragiert anhalten und dann ganz locker zurückdrehen, also gegen den Uhrzeigersinn! Sie werden sehen, es geht.

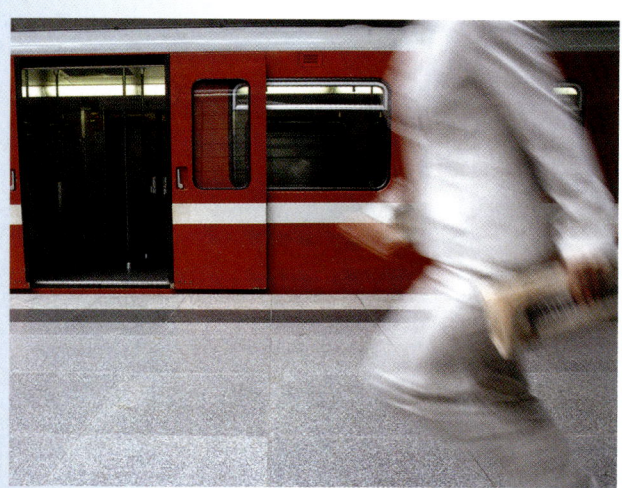

Wie, es geht nicht? Schon das Anhalten des Rades ist unmöglich, weil Sie der Stressbelastung derzeit hilflos ausgeliefert sind? Das Hamsterrad als Selbstläufer? Wie lange soll das gut gehen?

Stellen Sie sich bitte ein großes Fass vor, bis zum Rand angefüllt mit all Ihren Problemen. Schon lange fühlen Sie sich an der Grenze Ihrer Belastbarkeit, und dann kommt so eine Mütze voll Ärger und bringt dieses Fass zum Überlaufen: Sie bekommen Ihre Kopfschmerzen, Ihr Magendrücken. Schlagen Sie nun an einer anderen Stelle des Fasses einen Spunt ein und lassen anderen(!) Stress ab, damit der Pegel wieder sinkt. Müssen sie denn überall mitmischen?

Nehmen Sie sich wieder Zeit für sich selbst und gehen Sie ein wenig liebevoller mit sich um! Das muss nicht bedeuten, dass Sie sich tafelweise Schokolade einverleiben, es kann durchaus auch Verzicht oder etwas zunächst Unbequemes bedeuten, zum Beispiel Fasten oder auch Entsäuern.

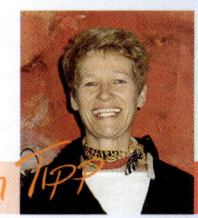

Mein Tipp

Wenn Sie Stress- oder Frustesser sind, legen Sie den Beginn Ihrer Fastentage in die Arbeitszeit. Ablenkung und mangelnde Gelegenheit könnten Ihnen helfen, die ersten Tage zu meistern.

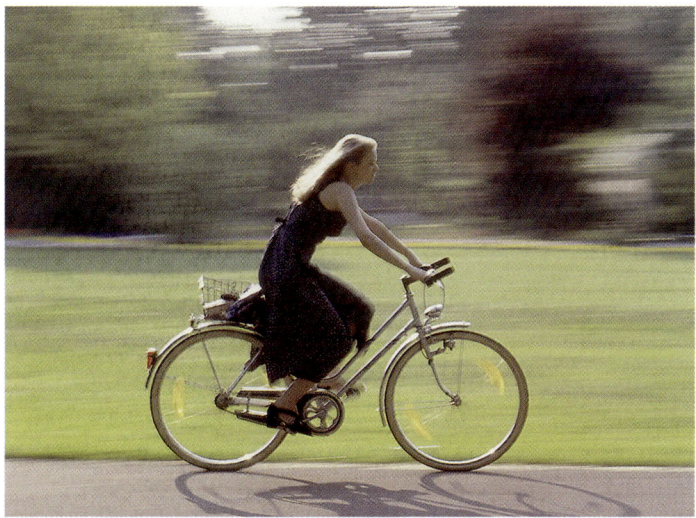

Und: Lernen Sie, Nein zu sagen, und schützen Sie sich dadurch vor immer mehr Forderungen von außen. Es reicht, wenn Sie Ihre Ansprüche an sich selbst zu hoch geschraubt haben.

Hier ein kleiner Einsteigertipp zu Ihrem individuellen Stressmanagement: Machen Sie sich eine Liste mit den fünf bis zehn Hauptstressfaktoren in Ihrem Leben. Überprüfen Sie diese Checkliste nun auf die Punkte hin, die Sie am leichtesten ändern können, wählen Sie einen davon aus und handeln Sie entsprechend!

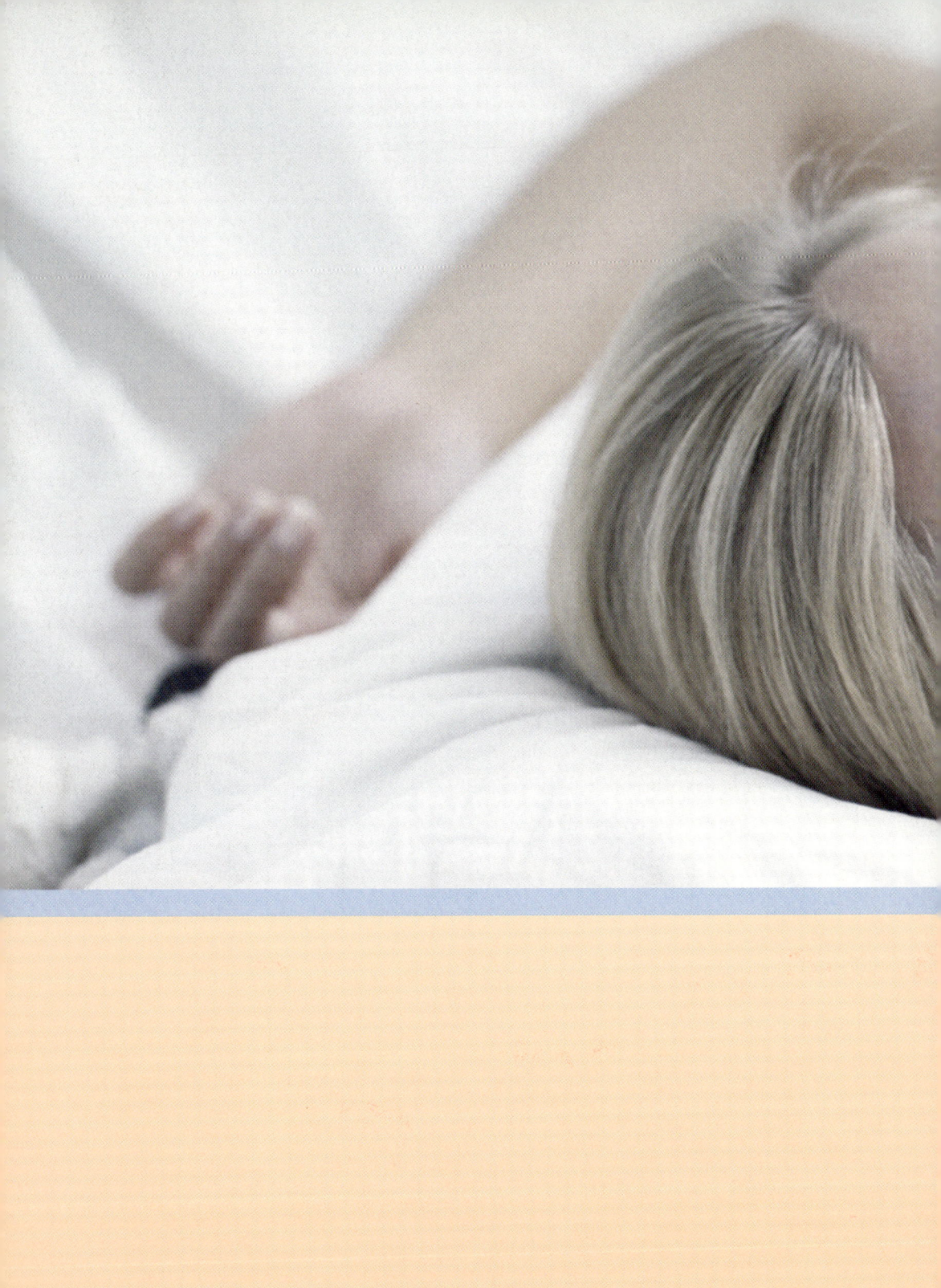

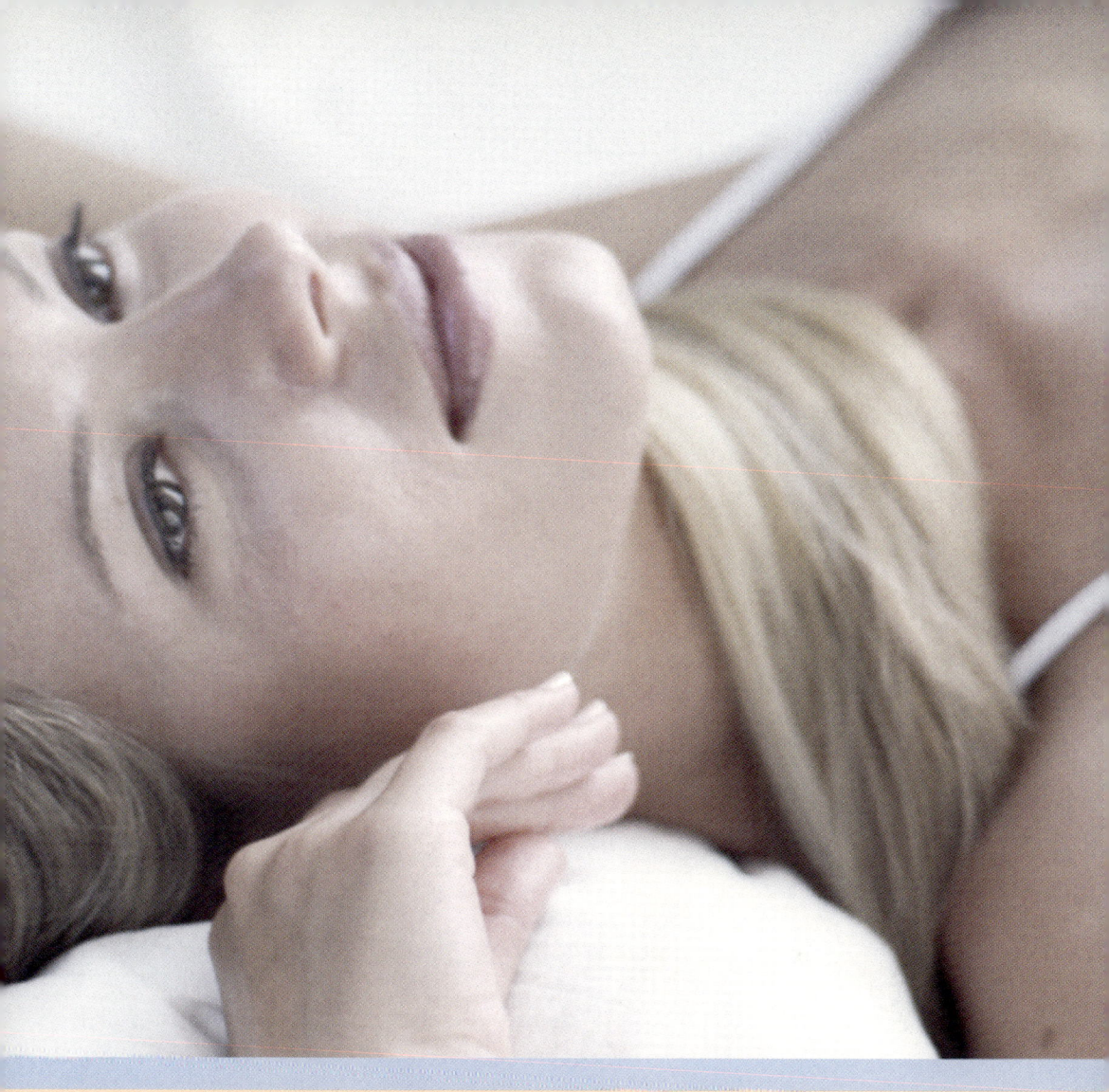

Easy im Alltag

Kopfschmerzen

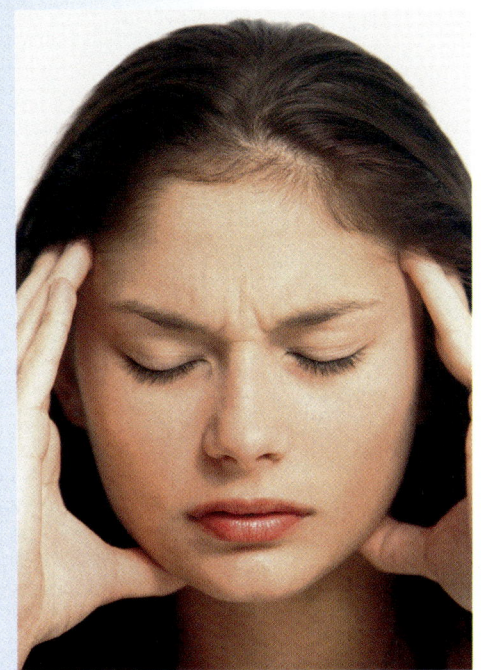

Wenn der Schädel brummt

Kennen Sie diesen dumpf drückenden Kopfschmerz, der im Nacken beginnt und sich an Stirn und Schläfen festsetzt? Nicht stark aber allgegenwärtig untergräbt er die Lebensfreude. Oder den so heftig pochenden Migränekopfschmerz mit Übelkeit und Erbrechen, bei dem nur noch das abgedunkelte Schlafzimmer hilft? Und häufiger noch: diese diffusen Dauerkopfschmerzen trotz – in Wirklichkeit aufgrund! – hohen Schmerzmittelver(miss)brauchs? Ja, Sie lesen richtig. Denn nachgewiesenermaßen kann ein regelmäßiger Schmerztablettenkonsum erst recht Kopfschmerzen verursachen.

Hätten Sie vielleicht lieber einen Katerbrummschädel? Da weiß man schließlich, was man hat und warum. Überhaupt erscheint der Schmerz leichter zu ertragen, wenn man die Ursache kennt: der Alkohol, die Zigaretten, das Schlafdefizit, der beginnende grippale Infekt, die Nebenhöhlenentzündung, die Bildschirmarbeit, der Bummel durch die Parfümerieabteilung, der Stress allgemein.

Feind erkannt – Schmerz gebannt? In vielen Fällen wissen wir eigentlich, wie wir einem Angriff des Gegners Kopfschmerz ausweichen könnten. Das würde jedoch gegebenenfalls Verzicht oder eine Änderung von Gewohnheiten bedeuten. Aus Bequemlichkeit arrangieren wir uns dann lieber. So ist der Kopfschmerz in der Praxis eines der meist geschilderten Symptome. Allerdings berichten viele Patienten erst bei

Wichtig

Suchen Sie unbedingt den Arzt auf, wenn ein Kopfschmerz neu auftritt, insbesondere bei hohem Blutdruck, bei körperlicher Anspannung, oder wenn er vom Auge ausgeht – auch dann, wenn sich der bekannte Kopfschmerz in Intensität, Dauer oder Lokalisation verändert.

genauer Nachfrage davon, spontane Klagen sind eher selten. Haben wir uns bereits an ein gewisses Ausmaß an Benommenheit im Kopf, an Druck, an Anspannung und an Konzentrationsunfähigkeit gewöhnt? Es scheint fast so.

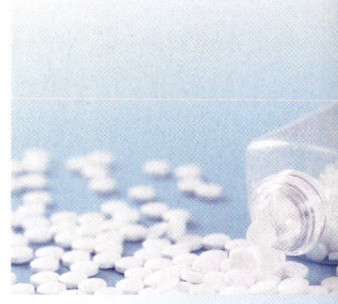

Traurige Statistik

Nach neueren Studien leiden etwa fünf Prozent der Bevölkerung täglich unter Kopfschmerzen. Der Frauenanteil ist überproportional hoch. 90 Prozent dieser Kopfschmerzen wiederum lassen sich als Spannungskopfschmerz oder Migräne oder als ein Mischbild von beidem beschreiben.

Der chronische Spannungskopfschmerz ist definiert als ein mäßiger Stirn- und Schläfendruckschmerz, der mindestens an 15 Tagen im Monat auftritt. Hierunter leiden allein zwei bis drei Prozent der Bevölkerung. Vor einer Medikamenteneinnahme wird ausdrücklich gewarnt!

Bei der Migräne dagegen kommt es typischerweise zu halbseitig pochenden Kopfschmerzattacken mit Übelkeit, Geräusch- und Lichtempfindlichkeit, Dauer ca. vier bis 72 Stunden. Bei 50 Prozent der Betroffenen tritt vorher eine so genannte Aura auf, eine Art Gewitter im Hirn mit neurologischen Symptomen wie z. B. Sehstörungen.

Mindestens 40 Prozent der Patienten entwickeln im Laufe ihrer »Schmerzkarriere« einen von Medikamenten ausgelösten Kopfschmerz. Das bedeutet, dass nach Anwendung z. B. der typischen Migränemittel ein dumpfer Dauerkopfschmerz bleibt, oder dass nach einem wochenlangen qualvollen Entzug von mother's little helpers, also den handelsüblichen Schmerzstillern, weiter Migränemittel eingesetzt werden müssen. Entzug bedeutet völliges Absetzen aller Schmerzmittel!

Erste-Hilfe-Plan für einen klaren Kopf

Wie hilft F.X. Mayr?

In der Praxis erlebe ich häufig, dass ältere Menschen, die bettlägerig sind und sich nicht mehr selbstständig mit Getränken versorgen können oder durch Fieber bereits »ausgetrocknet« sind, in eine allgemeine Verwirrtheit verfallen: Ihre Sprache wirkt verwaschen, und sie wissen nicht mehr, wo sie sind. Hier kann eine Flüssigkeitssubstitution oft Wunder wirken, eine vermeintliche Schlaganfallsymptomatik verschwindet bereits nach ein paar Infusionen! Da auch unser Gehirn – so banal es klingt – vorwiegend aus Fett und Wasser besteht, hat eine ungenügende Trinkmenge einen fatalen Einfluss auf unser Konzentrations- und Denkvermögen. Zumeist wird von den Betroffenen eine diffuse Benommenheit im Kopf beschrieben. Vor allem Frauen klagen über dieses Problem. Trotz des bekannten hohen Stellenwerts einer ausreichenden Trinkmenge beschränken sie zur Vermeidung des Toilettengangs ihre Flüssigkeitsaufnahme. Das wiederum führt zu einer verminderten Blasenkapazität, und so kommt es zu ei-

Gut zu wissen

Während der Trink-Kur im Rahmen einer Mayr-Behandlung läuft ein wunderbares Blasentraining ab. Die Blasenkapazität wird deutlich erhöht, die Häufigkeit der Toilettenbesuche jedoch nicht.

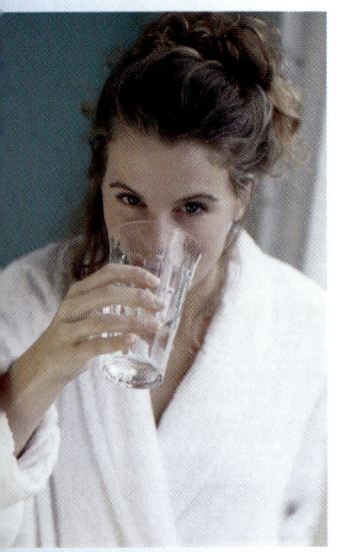

Trinken, Trinken, Trinken

Unser Körper besteht zu 65–70 Prozent aus Wasser. Wasser ist in den Blut- und Lymphgefäßen, in den Zellen und um sie herum im Körper vorhanden; es ist die Basis der so genannten Grundsubstanz. Alle Informations- und Signalübertragungen, jegliche Stoffwechselvorgänge laufen in einem wässrigen Milieu ab. Wasser ist die Grundlage für das Leben schlechthin. Diese Grundlage gilt es ständig zu erneuern, damit die oben genannten Aufgaben erfüllt werden können. Wasserlösliche Schadstoffe werden über die Nieren ausgeschieden, vorausgesetzt, diese werden ausreichend durchspült!

nem Teufelskreis. Trinken Sie also wenigstens die empfohlenen eineinhalb bis zwei Liter, auch wenn Sie dann häufiger zur Toilette gehen müssen: Ihr Kopf wird es Ihnen danken!

Besonders empfehlenswert sind stille Mineralwässer (davon kann man mehr trinken) und blonde, also kurz gezogene Kräutertees.

Die Base macht's

Kopfschmerzen kann uns auch eine Übersäuerung bereiten. Wir wissen, dass sich bei einer Übersäuerung die Muskeln verkrampfen (Muskelkater!). Auch die Blutgefäße verengen sich, die roten Blutkörperchen, die sich normalerweise elegant verformen können, um durch die feinen Kapillaren hindurchzukommen, verfallen in eine Säurestarre. In der Folge ist die Sauerstoffversorgung der Endstrombahn sämtlicher Organe erschwert.

Eine Entsäuerung mit Basenpulver oder Basentabletten schafft hier Abhilfe. In seiner einfachsten Form ist Basenpulver nichts anderes als das Alka Selzer (Bicarbonat) aus Omas Hausapotheke, jahrzehntelang bewährt bei Kopfschmerzen!

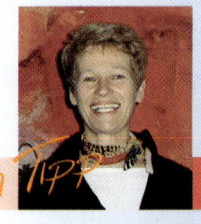

Mein Tipp

Nehmen Sie nach einem opulenten Abendessen mit reichlich Alkoholgenuss 1 TL Basenpulver III nach Rauch in Wasser gelöst vor dem Schlafengehen ein.

Rezepte für Ihre Apotheke

Basenpulver III nach Rauch:

Magnesium citricum	20,0
Kalium hydrogencarbonat	10,0
Natrium monohydrogenphosphat	10,0
Kalium citricum	15,0
Calcium carbonicum	60,0
Natrium hydrogencarbonat	85,0
m.f.p.s	

Lösen Sie 1 TL in ¼ bis ½ l Wasser auf.

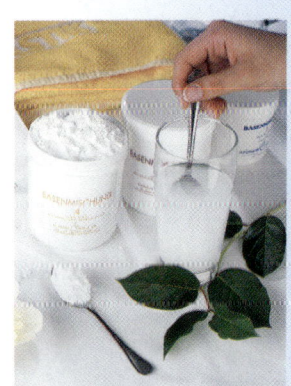

Andere Zubereitungen wie das Basenpulver III nach Rauch sind mit Mineralstoffen wie Magnesium optimiert. Bei einem Mangel an Magnesium können nämlich außer Herzrhythmusstörungen auch Kopfdruck, Benommenheit und Schwindel auftreten. Eine gezielte, gut durchdachte Substitution hilft. Wie gesagt: Die Base macht's.

Fasten und Entlasten

F.X. Mayr lässt uns gar keine Wahl: Er empfiehlt zur Therapie der meisten körperlichen Probleme sinnvollerweise zunächst eine Fastenkur. Das Fasten ist die älteste und wirksamste Methode, einen kranken Organismus zu entlasten. Zudem gibt es uns die Möglichkeit, durch gezielten Kostaufbau etwaige Nahrungsmittelunverträglichkeiten im konkreten Fall als Auslöser von Kopfschmerzen zu identifizieren und so Bauch und Kopf zu entlasten.

Interessant ist in diesem Zusammenhang folgende Anmerkung von Prof. F.A. Popp zur Entwicklung des Farbsehens (Baden-Baden 30.10.2005): Die Entwicklung des Farbsehens ermöglichte unseren Vorfahren, reife Früchte von unreifen zu unterscheiden. Durch die so gewonnene Entlastung des Verdauungsapparates konnte die Entwicklung des Gehirns vorangetrieben werden.

Was kann ich sonst noch tun?

Allgemeine Maßnahme: Entschleunigung

Wenn Sie Kopfschmerzen haben, wirkt Bewegung an frischer Luft (außer bei Migräne) oft Wunder! Bitte bemühen Sie sich aber hierbei, Leistung zu vermeiden. Also: Versuchen Sie nicht, neue Rekorde beim Joggen oder Schwimmen aufzustellen, halten Sie die Belastung im submaximalen Bereich, entschleunigen Sie sich! Ihr Kopfschmerz lässt vermuten, dass Sie sich schon lange unter Druck setzen. Eine Auszeit mit Entspannung, wenn Sie möchten mit Yoga, Qi Gong, Meditation oder autogenem Training, wäre fantastisch!

Wie, Sie haben keine Zeit? Sie haben nicht einmal eine Viertelstunde für sich allein? Dann werfen Sie dieses Buch der kleinen Schritte fort und krempeln Ihr Leben mit einer »richtigen« Mayr-Kur um, bevor es zu spät ist!

Spezielle Strategiekonzepte

Spannungskopfschmerz: Der Spannungskopfschmerz wird als drückendes Bandgefühl um Stirn und Schläfen beschrieben. Obwohl er hartnäckig und lang anhaltend ist, sollte man Arzneimittel meiden, denn gerade in dieser Konstellation besteht die große Gefahr der Medikamentenabhängigkeit. Die meisten Abhängigkeiten entstehen durch Dauergebrauch von Schmerztabletten. In der Folge kommt es beinahe regelhaft zu einem medikamenteninduzierten Kopfschmerz.

Also: keine Schmerzstiller, stattdessen viel trinken, basenbildende Nahrung zu sich nehmen, sich an frischer Luft bewegen und das beherzigen, was wir Naturheilkundler Ordnungstherapie nennen: Bemühen Sie sich um einen strukturierten Tagesablauf mit feststehenden Essens- und Erholungszeiten, bauen Sie Entschleuniger ein. Sie meinen, ich habe gut reden? Versuchen Sie es doch erst einmal!

Dazu lohnt der Versuch mit einem Minzöl: Das Ganze sieht aus wie ein Deoroller und wird mehrmals täglich auf die Schläfen aufgebracht. Aus dem Ayurveda kennen wir neben dem Heißwassertrinken sanfte Streichmassagen von Kopf und Nacken mit warmem Sesamöl.

Entspannen Sie bei einer Fußreflexzonentherapie und fragen Sie Ihren Arzt nach Terminen für eine Akupunktur, insbesondere, wenn Sie bereits medikamentenabhängig sind. Die Erfolgsquote liegt bei bis zu 75 Prozent.

Kopfschmerz bei Infekten: Auch eine chronische Stirnhöhlenentzündung kann sich als Spannungskopfschmerz zeigen! Wenn die Nase läuft wie ein Wasserhahn, nehmen Sie das

Gut zu wissen

Wenn Sie ätherische Öle benutzen wie Minzöl oder auch eine mentholhaltige Zahnpasta oder Mentholbonbons lutschen, machen Sie jedem homöopathischen Mittel den Garaus! Ätherische Öle stören die Wirkung der homöopathischen Mittel!

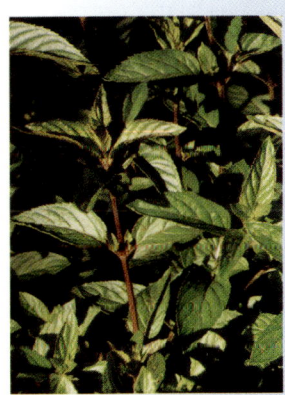

homöopathische Mittel Natrium muriaticum in der Potenz C 30. Bei einer verstopften Nase hat sich Meerrettich bewährt: hin und wieder eine Messerspitze treibt Ihnen das Wasscr in die Augen und lässt Sie aufatmen. Kalte Füße können Nebenhöhlenentzündungen hervorrufen. Also: ein heißes (Senf-)Fußbad oder ein Wechselbad und als Basis selbstverständlich viel trinken und die Atemwege durch Inhalation und Nasendusche feucht halten.

Brüten Sie aber bereits einen Infekt aus mit eher benommenem Kopf, Haarwurzelschmerzen, schmerzhaften Augen- und Gliederbewegungen, dann wird Ihnen Gelsemium rasch Erleichterung verschaffen. Trinken Sie 1×5 Globuli Gelsemium C 30 in einem Glas Wasser aufgelöst an zwei aufeinander folgenden Tagen in kleinen Schlucken jeweils über ca. 1 Stunde verteilt. Wichtig: nicht mit ätherischen Ölen (zum Beispiel in Form von Salben) kombinieren!

Und natürlich: trinken, fasten, Darm entlasten (ggf. Einlauf) und, wenn Sie kein Fieber bekommen, schwitzen zum Ausleiten mithilfe eines Erkältungsbades (ohne ätherische Öle) oder mit einem Liter Lindenblütentee, den Sie rasch trinken. Nach dem Schwitzen oder Baden abtrocknen und nichts wie ins Bett.

Katerkopfschmerz: Beim Katerkopfschmerz hilft ausreichende Flüssigkeitszufuhr, die Einnahme von Basenpulver und ein gut gesalzener kleiner Happen (Hering!) sowie Nux vomica D4, stündlich 1 Tablette. Essen Sie bloß nichts Fettes … Auch bei den alkoholischen Getränken macht nicht nur die Dosis das Gift, sondern auch die Preisklasse. Wenn auf Alkoholgenuss immer ein Kopfschmerz folgt, ziehen Sie die Möglichkeit einer Histaminreaktion in Betracht!

Histaminkopfschmerz: Wenn neben Kopfschmerzen immer eine laufende oder verstopfte Nase auftritt, ein Infekt jedoch ausbleibt, Sie aber womöglich noch unter weiteren Sympto-

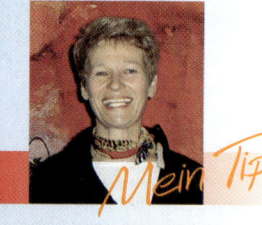

Mein Tipp

Wenn ein Infekt mit laufender Nase (und nicht mit Halsweh) beginnt: Natrium muriaticum C 30 1×5 Globuli in einem Glas Wasser auflösen, an zwei aufeinander folgenden Tagen in kleinen Schlucken über ca. 1 Stunde trinken. Das ist unschlagbar für einen klaren Kopf!

men wie Gesichtsrötung, Herzstolpern, Juckreiz oder Durchfall leiden, dann muss eine Histaminintoleranz in Erwägung gezogen werden. Wird Ihnen also ein schöner Abend mit einem gepflegten Glas Rotwein und einer verlockenden Käseplatte durch Kopfdruck, Schniefnase oder hektische Flecken auf Gesicht und Dekolletee vergällt, muss es nicht am Alkohol liegen. Stellen Sie sich der gleichen Versuchsanordnung einmal mit einem Antihistaminikum, Vitamin B6 und Kupfer: Es wird schon deutlich besser gehen. Sicherlich wäre es noch bekömmlicher, wenn Sie diese wunderbaren Verlockungen links liegen lassen könnten.

Knirscher-Kopfschmerz: Wachen Sie schon mit einem Spannungs- und Druckgefühl an den Schläfen auf? Vielleicht auch am Kiefer? Dann fragen Sie doch bitte jemanden, der es wissen müsste, ob Sie nicht etwa im Schlaf mit den Zähnen knirschen. Unser Kaumuskel ist im Verhältnis zu seiner Größe unser stärkster Muskel, er kann ungeheuren Druck aufbauen, der sich dann in die Schläfen und in den Nacken und sogar bis zum Steiß fortpflanzt. Abhilfe schafft eine Knirscherschiene (Gelbschiene) vom Zahnarzt. Und natürlich: Entspannung.

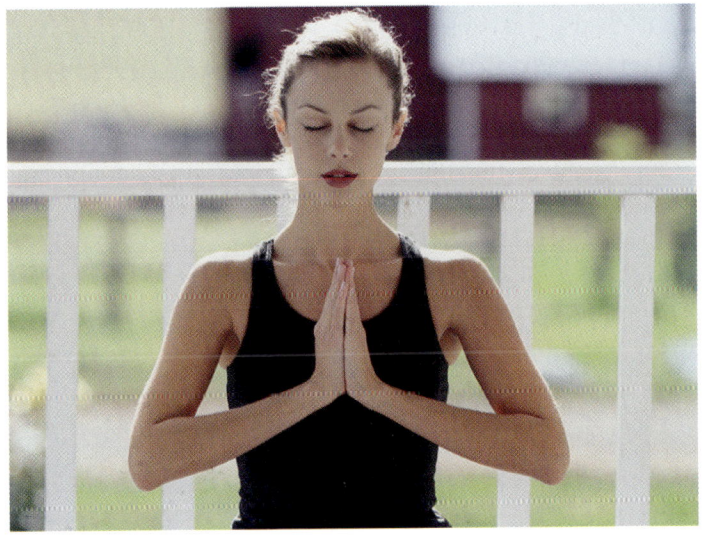

Gut zu wissen

Besonders Frauen leben Aggressionen durch heimliches nächtliches Zähneknirschen aus, um tagsüber wieder freundlich lächeln zu können.

Schlafstörungen

Schäfchenzählen, bis der Hahn kräht?

Es ist bereits der Tag, der die Qualität des ihm folgenden Nachtschlafs bestimmt.

»Frau Doktor, ich habe die ganze Nacht wieder kein Auge zugetan!« Das mag ich nicht ganz wörtlich nehmen, doch die Schlafzufriedenheit, der »gefühlte Schlaf«, ist äußerst individuell: Der Geheimrat Johann Wolfgang von Goethe fühlte sich mit neun Stunden Schlaf noch nicht ausreichend erquickt, Napoleon soll mit nur fünf Stunden ausgekommen sein.

Jeder von uns kennt so etwas: Die Nachtruhe wird häufig als zu kurz oder zu wenig erholsam empfunden. Die einen schlafen schlecht ein und wälzen sich herum, andere klagen darüber, dass sie mitten in der Nacht aufwachen und den Blick immer wieder angespannt auf die Uhr richten, deren Zeiger sich

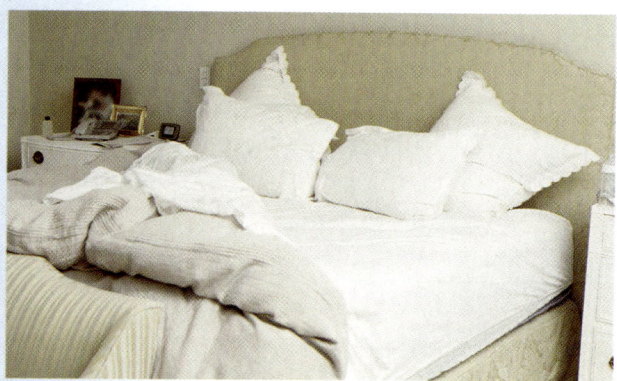

einfach nicht bewegen wollen. Wieder andere wachen auf, lange bevor der Wecker klingelt. Im Jargon nennen wir das die präsenile Bettflucht. Diese erfasst den Menschen in der Lebensmitte und lässt ihn dem Zeitungsboten entgegeneilen und neidvoll auf die eigene Brut schauen, die die Stunden bis zum Mittagessen ganz easy im Tiefschlaf zu verbringen scheint.

Eine Sonderform der Schlafstörung stellt die Schlafapnoe dar: Der Betroffene schnarcht entsetzlich und vergisst dann wieder das Atmen. Das ist ein Krankheitsbild und sollte behandelt werden. Dieser Mensch gehört in die Hände eines Mediziners und Mayr-Arztes. Nach einer erfolgreichen Therapie kann auch der Partner wieder prächtig schlafen …!

Was geschieht im Schlaf?

Der Mensch schläft 3 000 von 8 760 Stunden im Jahr, durchschnittlich 24 Jahre seines Lebens. Im Nachtschlaf verringert sich die Körpertemperatur, die Herzfrequenz sinkt, die Atmung wird flacher, der Blutdruck wird deutlich gesenkt, die Muskulatur erschlafft.

Dass der Schlaf trotz dieser passiven Aspekte eine hochgradig dynamische Angelegenheit ist, wissen wir, seit wir unterschiedliche Aktivitäten der Hirnströme messen können. Vom Tiefschlaf unterscheiden wir zum Beispiel Phasen mit schnellen Augenbewegungen, REM-Schlaf (Rapid Eye Movement) oder paradoxer Schlaf genannt. Sie gehen mit deutlicher Beschleunigung von Herzschlag und Atmung einher. Wichtigster Zeitgeber zur Einleitung des Schlafs ist das Melatonin. Wichtiger Botenstoff für die Schlafzentren ist unser anti-depressiv wirkendes Glückshormon Serotonin, das zusammen mit dem Wachstumshormon STH in den Tiefschlafphasen ausgeschüttet wird.

Forscher glauben nachweisen zu können, dass ausreichender Schlaf durch eine vermehrte Ausschüttung des Wachstumshormons schlank macht. Bedauerlicherweise nehmen sowohl die Produktion dieses Hormons als auch der Tiefschlaf mit den Jahren immer weiter ab. Gegenspieler des Wachstumshormons ist das Stresshormon Cortisol mit einem peak (= Maximum) um 6.00 Uhr früh.

Im Schlaf, wenn die Stressbelastung auf ein Minimum heruntergefahren ist, nutzt der Organismus die Chance, Reaktionsmechanismen zu verinnerlichen. In einer Versuchsanordnung mit Schlaf bzw. Schlafentzug nach einer Hepatitis-A-Impfung hatten die Schläfer doppelt so viele Antikörper gegen die Hepatitis gebildet wie die Nichtschläfer. Bei neu zu erlernenden Fähigkeiten, wie beispielsweise dem Zeichnen, wurde nach einem erholsamen Schlaf ein deutlich besserer Lernerfolg erzielt. Wie heißt es doch so schön: »Den Seinen gibt's der Herr im Schlaf.«

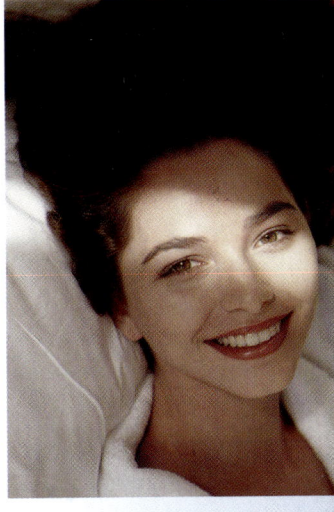

Gut zu wissen

Schlaf ist mehr als nur eine Zeit der Ruhe und Entspannung: Er ist eine Zeit des Wachstums, der Erneuerung und Wiederherstellung sowie der Verinnerlichung von Funktionsfähigkeiten.

Schlafen mit System

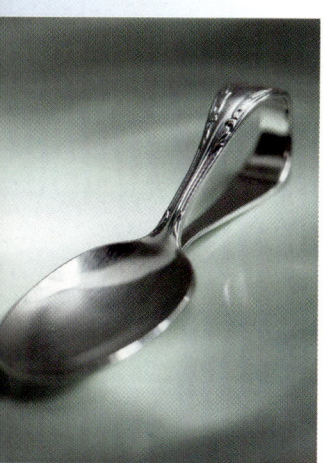

Schonung = Dinner cancelling

Wir essen zu viel, zu schwer, zu hastig und vor allem: zu spät. Die Verdauungsdrüsen sind abends nur wenig aktiv, die Speisen verbleiben lange im Magen. Während Fleisch nur schwer im Magen liegt und vor sich hin fault, gehen Kohlenhydrate, allen voran die ach so gesunde Rohkost, in die Gärung über. Die Gasentwicklung plagt uns, wir wälzen uns hin und her.

Während der Rotwein vom Abend uns zunächst noch narkotisierte, wachen wir voller innerer Unruhe zwischen 1.00 und 3.00 Uhr auf: Leberzeit. Die Leber ist durch die anfallenden Toxine restlos überlastet und schlägt Alarm. Was nutzen die große Schüssel Salat mit all den kostbaren Vitaminen oder der schönste Apfel abends (er sollte eigentlich den Doktor fernhalten!), wenn diese gärungsfreudige Kost unsere Entgiftungsstation blockiert und uns am Tiefschlaf hindert? Darüber hinaus produzieren wir weniger Wachstumshormon, nehmen also weniger ab.

Durch den erhöhten Druck im Bauchraum kann sehr leicht saurer Speisebrei in die Speiseröhre zurückfließen und Sodbrennen verursachen. Die Irritation geht oft bis zu den Stimmbändern und macht sich als Reizhusten und Heiserkeit bemerkbar. »Richtiges« Essen oder Fasten schafft umgehend Abhilfe!

Auch Herzklopfen kann durch mechanische Irritation entstehen: Die Lage des Herzens wird durch das vom Druck im Bauchraum hoch gedrängte Zwerchfell verändert, das Herz kommt aus dem Takt. Der F.X. Mayr-Schüler Dr. Kojer verglich diese Not des Herzens mit der eines Elektrikers, der nicht nur wie gewohnt über Kopf, sondern nun auch noch über Kopf mit angezogenen Beinen eine Lampe montieren sollte.

Also, damit Sie sich nicht wie dieser arme Mann fühlen: am Abend früh und wenig oder gar nichts essen! Und bitte verzichten Sie auch auf Alkohol, damit ersparen Sie sich gleichzeitig die Histamin-Schlafstörer wie Herzklopfen und Kopfschmerzen.

Die Meridianuhr

Nach der Traditionellen Chinesischen Medizin (TCM) werden alle Meridiane (Organsysteme) einmal in 24 Stunden von Energie (Qi) durchflutet und sind in dieser Zeit besonders störanfällig.

Der energetische Zustand eines Organsystems wird in einer Maximalzeit (zwei Stunden von viel Energie durchflutet) und genau 12 Stunden später in einer Minimalzeit (zwei Stunden mit wenig Energie) beschrieben.

So meldet sich die Leber zwischen 1:00 und 3:00 Uhr morgens; zur Stuhlentleerung sollte man sich vor 7.00 Uhr Zeit nehmen, und der Magen dankt ein opulentes Mahl am meisten zwischen 7.00 und 9.00 Uhr. Auch die Schulmedizin kennt diese zirkadiane Rhythmik: Die Gallekolik kommt klassischerweise im Nachtdienst gegen Mitternacht, der Asthmaanfall vor der Ära der wunderbaren Asthmasprays in den frühen Morgenstunden, funktionelle Herzbeschwerden gegen Mittag.

So lesen Sie die Organuhr:

Organ	Maximalzeit	Minimalzeit
Lunge (Lu)	03–05	15–17
Dickdarm (Di)	05–07	17–19
Magen (Ma)	07–09	19–21
Milz (Mi)	09–11	21–23
Herz (He)	11–13	23–01
Dünndarm (Dü)	13–15	01–03
Blase (Bl)	15–17	03 05
Niere (Ni)	17–19	05–07
Perikad (Pe)	19–21	07–09
Dreifacher Erwärmer (3E)	21–23	09–11
Gallenblase (Gb)	23–01	11–13
Leber (Le)	01–03	13–15

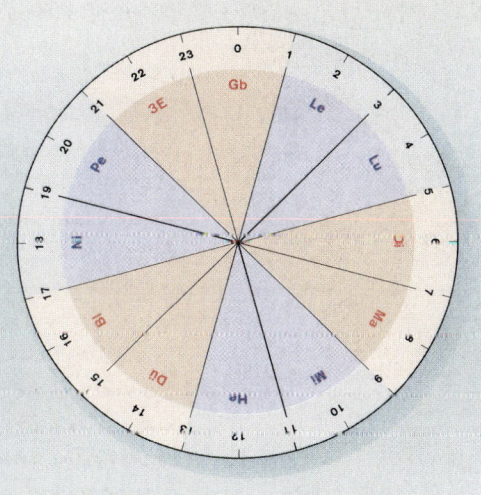

In der TCM werden diese Zusammenhänge als diagnostisches Mittel eingesetzt.

Info

Für den Leberwickel ein feuchtes Tuch auf den rechten Oberbauch unterhalb der Brust bis etwa in Nabelhöhe legen, Wärmflasche drauf, fertig. Damit das Bettzeug trocken bleibt, können Sie noch ein Handtuch darüber legen.

Leberwickel zum Entgiften

Dieser Wickel dient der Unterstützung der Ausscheidungs- und Entgiftungsfunktion der Leber. Klassischerweise soll er eine Stunde vor dem Mittagessen gemacht werden, damit die Leber zur rechten Zeit fit für ihre Aufgabe ist. Besonders angenehm ist er auch abends zum Einschlafen. Prinzipiell funktioniert er sogar, wenn Dünn- oder Dickdarm überbläht sind: einfach nach der »dawos«-Methode (da, wo's wehtut) platzieren. Herrlich entspannend! Und keine Sorge: Wenn Sie einschlafen, ist er bereits trocken, Ihr Bett bleibt's also auch.

Der Prießnitz-Wickel ist älter, kälter und »abschreckend« im wahrsten Sinne des Wortes: Nehmen Sie ein zweimal gefaltetes, mit kaltem Wasser angefeuchtetes Baumwolltuch, da-

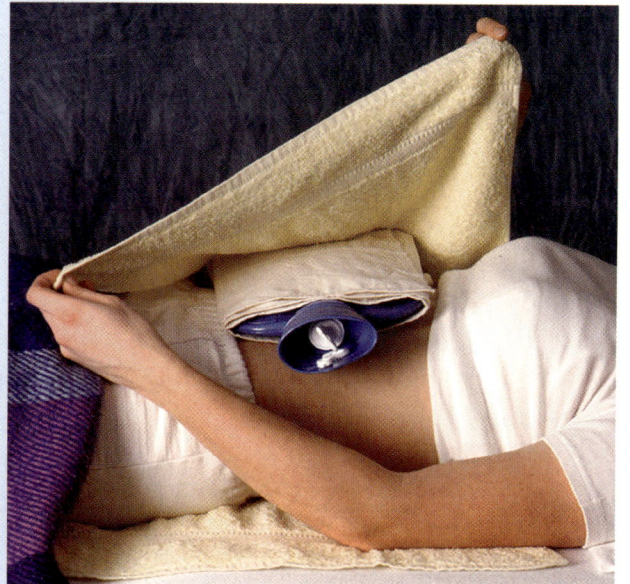

rüber legen Sie ein ebenso gefaltetes trockenes Tuch, dann die Wärmflasche. Kostet die meisten Schlafaspiranten Überwindung, wirkt aber intensiver!

Her mit den Basen!

Durfte es mal wieder etwas mehr sein? Auch vom Alkohol? Und zu später Stunde noch eine Mousse au chocolat, die Sie – um Ihr Gewissen zu beruhigen – mit frischen Früchten garnieren? Die abendliche Einnahme von Basenpulver fängt die Säureattacke ab und unterstützt die Entgiftung: Sie schlafen besser. Was natürlich nicht bedeutet, dass Sie es zur Gewohnheit werden lassen sollten … Aber mitunter sollte ein Genuss ohne Reue schon drin sein, damit Sie nicht am nächsten Tag in der Praxis stehen und sagen: »Frau Doktor, ich habe wieder gesündigt!«, denn für solche Beichten ist weiterhin der Pfarrer zuständig.

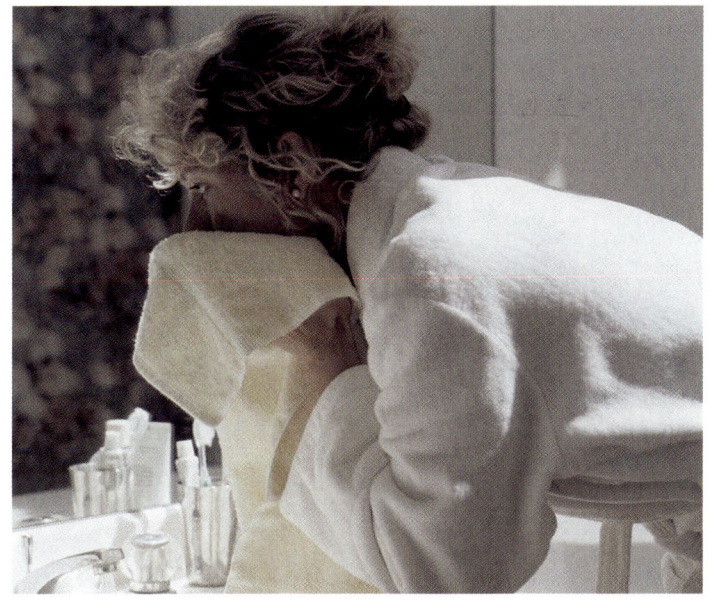

Doch Vorsicht: Nehmen Sie nicht täglich und über längere Zeit Basen ein! Ändern Sie lieber Ihre Lebensgewohnheiten und schlagen Sie nicht so häufig über die Stränge.

Bekommen Sie schon mal einen wake-up-call durch nächtliche Wadenkrämpfe? Unter der Einnahme von magnesiumhaltigen Basen, eine Zeit lang auch kombiniert mit hoch dosiertem Magnesium, sinkt die Wahrscheinlichkeit deutlich, so rüde aufgeweckt zu werden. Eine chronische Übersäuerung des Körpers scheint auch eine Schlafapnoe zu begünstigen.

Ganz wunderbar wohltuend vor dem Schlafengehen ist ein Basenbad! Lesen Sie auf Seite 74, wie es geht.

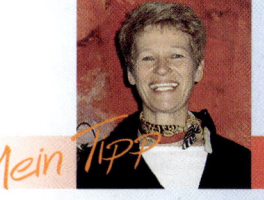

Mein Tipp

Magnesiumdosierung

Sie würden gern einmal Ihren Magnesiumblutspiegel erfahren? Vergessen Sie's: Der übliche Serumwert sagt fast nichts aus, aussagekräftig ist nur der Spiegel in der Zelle (Speziallabor). Am effektivsten ist der Selbsttest: Substituieren Sie so viel Magnesium, dass keine Krämpfe und noch kein Durchfall auftreten. Weitere Symptome bei Magnesiummangel: Kopfschmerz, Benommenheit, Schwindel und Herzrhythmusstörungen.

Noch mehr Tipps und Tricks

Wenn Sie nicht einschlafen können

Das Wichtigste ist Bewegung an frischer Luft! Seien Sie nicht böse, dass ich Ihnen diese einfache und bekannte Regel unter die Nase reibe: Sie müssen ja nicht gleich den New-York-Marathon laufen, 20 Minuten in flottem

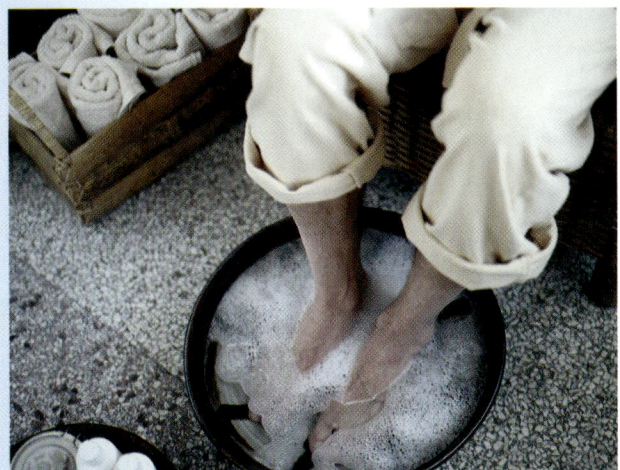

Schritt um Ihren Häuserblock sind doch ein guter Anfang! Das Wetter ist so schlecht, da jagt man keinen Hund vor die Tür? Sie sind ja auch kein Hund, sondern eine ganz gewöhnliche »couch potatoe«. Und vielleicht ein Internetfreak? Wie wäre es, wenn Sie Ihren nächsten Brief nicht e-mailen, sondern richtig altmodisch von Hand auf ein schönes Briefpapier schreiben und abends noch zum Briefkasten bringen würden? Zu Fuß natürlich – Briefkästen findet man ja heutzutage nicht mehr an jeder Straßenecke. Die Wirkung wird Sie beflügeln! Übrigens: keine exzessive sportliche Betätigung kurz vor dem Schlafengehen, das peitscht den Adrenalinspiegel hoch. Also: alles ganz »easy«.

Und dann ist da noch die wichtige Schlafhygiene – welch ein entsetzliches Wort! Es bedeutet ganz einfach: Das Bett ist nur zum Schlafen da und für ein paar weitere schöne Dinge, die nicht Essen oder Fernsehen heißen!

Tipp

Für ein Aromabad zunächst einige Tropfen des ätherischen Öls mit etwas Sahne oder Öl verrühren und dann ins eingelassene Wasser geben.

Sie haben ganz einfach kalte Füße, und Ihr Liebster möchte nicht mehr jeden Abend Eisklötze an seinem Bauch wärmen? Klar, dass Sie nicht einschlafen können! Selbst ist die Frau: Bereiten Sie Ihren Füßen vor dem Schlafengehen ein wohltuendes Wechselbad! Oder verwöhnen Sie sich mit einem Aromabad mit Lavendel oder Sandelholz!

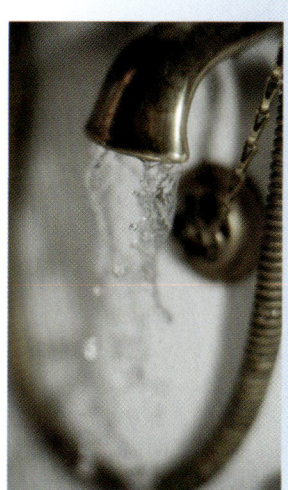

Wechselbad

Für ein Wechselbad benötigen Sie zwei Gefäße; die Wasser-temperatur im ersten sollte ca. 38–40 °C betragen, im zweiten rund 18 °C. Füllen Sie so viel Wasser ein, dass Sie Ihre Beine bis etwa zur Wadenmitte eintauchen können. Auf geht's: zunächst 3 Minuten ins heiße, dann 15 Sekunden ins kalte Wasser tauchen, alles 1–2-mal wiederholen, dann Wasser ab-streifen (nicht abtrocknen!), sich kurz warmlaufen und umge-hend ins Bett gehen.

Rituale wie dieses Entspannungsbad helfen, Ihr vegetatives Nervensystem herunterzufahren, desgleichen Yoga, autoge-nes Training oder Qi Gong. Ebenso effektiv ist die Tasse Tee mit Baldrian, Hopfen, Lavendel, Passionsblume oder Melisse und einem Löffel Honig. Erinnern Sie sich nur an die Schlafri-tuale Ihrer Kindheit: das Schlaflied, die Spieluhr, die Gute-Nacht-Geschichte, und das Betthupferl …

Wenn Sie dennoch keine Ruhe finden, sind Homöopathika angesagt. Sie werden vielleicht von Coffea gehört haben: Falls Sie normalerweise nach Kaffeegenuss hellwach sind und nicht abschalten können: 5 Globuli Coffea D12; wenn Sie auf Kaffee wenig reagieren: 5 Globuli Coffea D4. Bei nächtlichem Erwachen wiederholen. Oder den Schlafcocktail nehmen.

Vielflieger, die mit dem Jetlag zu kämpfen haben, schwören auf Melatonin: 3 mg etwa 1 Stunde vor dem ersehnten Schlaf-termin.

Haben Sie eigentlich eine Netzfreischaltung im Schlafzimmer installieren lassen? Das ist die beste Lösung, um störende elektrische Felder auszuschalten.

Wichtig

Wenn Sie wegen körper-licher Schmerzen nicht schlafen können, nehmen sie bitte Schmerzmittel, auf keinen Fall Schlafmit-tel! Der Schmerz hat sinn-vollerweise eine Alarm- und damit Weckfunktion: Sie können ihn nicht wegdrücken! Wenden Sie sich bei länger andauern-den Schmerzen an Ihren Arzt!

Wenn Sie nicht durchschlafen

Sie haben die Meridianuhr bereits kennen gelernt. Ein häufiges Erwachen zwischen 1.00 und 3.00 Uhr signalisiert unter Umständen: Leber entlasten, Alkoholkonsum überdenken, Rohkost meiden. Zwischen 3.00 und 5.00 Uhr ist der Lungenmeridian energetisch besonders störanfällig: Nikotin? Allergien? Nach Ursachenforschung und -ausschaltung lohnt ein Therapieversuch mit Homöopathika wie Coffea oder dem Schlafcocktail oder Kalium carbonicum D12 zur Nacht und beim Erwachen je 5 Globuli.

Rezeptur für Ihre Apotheke

Schlafcocktail

Avena sativa Urtinktur
Passiflora incarnata D1 $\overline{aa}$
Zincum valerianicum D3

½ Stunde vor dem Schlafengehen 20 Tropfen

Gut zu wissen

Wenn die Knöchel abends geschwollen sind, kann eine Venenschwäche oder eine Herzmuskelschwäche die Ursache sein. Dieses Gewebswasser wird im Liegen wieder in den Kreislauf aufgenommen und noch in der Nacht über Nieren und Blase ausgeschieden.

Sie erwachen, weil es hinter Ihrem Brustbein brennt wie Feuer? Sie ahnen auch, warum? Zu viel, zu fett, zu spät, ganz einfach falsch gegessen. Stellen Sie das Kopfende Ihres Bettes höher und nehmen Sie sich fest vor, abends Süßes, scharf Gewürztes, Alkohol und Kaffee zu meiden. Eine Magenspiegelung steht an!

Müssen Sie raus, weil sich die Blase nachts häufiger meldet? Bitte überprüfen Sie in diesem Fall, ob Ihre Knöchel abends geschwollen sind, und lassen Sie gegebenenfalls Ihre Prostata checken. Bemühen Sie sich, Ihre tägliche Trinkmenge bis um 20.00 Uhr getankt zu haben.

Oder gehen Sie zur Toilette, weil Sie nicht schlafen können und grübelnd wach liegen? Dann helfen ein Stück Papier und ein Stift auf dem Nachttisch: Notieren Sie Ihre Einfälle und Probleme oder auch die To-do-Liste für den nächsten Tag und legen so Ihre Gedanken ad acta.

Wenn Sie zu früh aufwachen

Auf die Gefahr, dass sie diesen Rat wenig hilfreich finden: Freuen Sie sich über den neuen Tag! Sieben Stunden Schlaf sind genug! Vielleicht waren Sie immer schon ein Morgenmensch und haben sich spätes Zubettgehen erst antrainiert? Denken Sie positiv, lassen Sie den Tag in aller Ruhe angehen. Grundkurs: langsam starten und in aller Ruhe frühstücken und die Zeitung lesen. Diese Zeit gehört nur Ihnen! Für Fortgeschrittene: vorher eine Bürstenmassage und eine Wechseldusche. Meisterklasse: beim Frühstück nicht Zeitung lesen sondern – wie der Weise – nur essen. Wenn ich esse, esse ich …

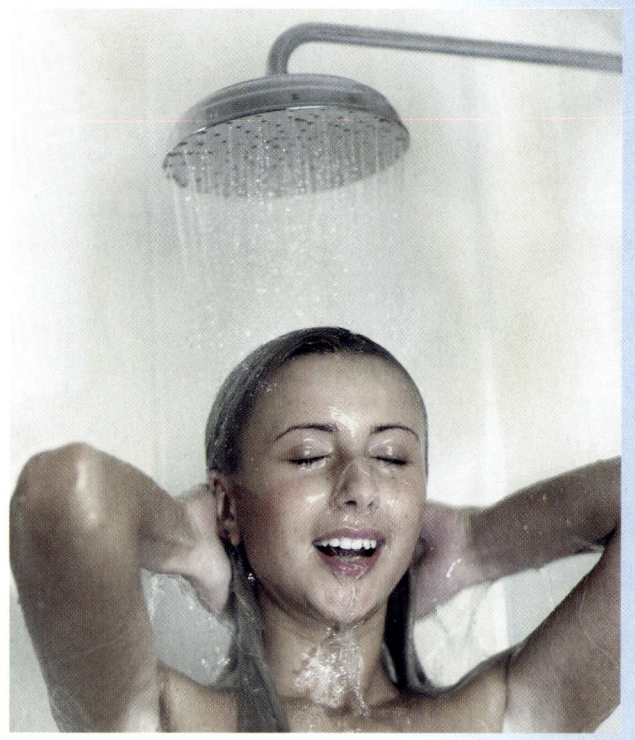

Unser Bauch und wir

Das Transportband

Beim Schluckakt gelangt die Nahrung nach der mechanischen Zerkleinerung im Mund und der guten Durchmischung mit Speichel in die Speiseröhre. Von dort wird sie in den Magen transportiert, wo die Magensäure die Eiweißverdauung einleitet. Erst wenn ausreichend basische Verdauungssäfte von Bauchspeichel- und Leberdrüsen (Gallensaft) vorhanden sind, öffnet sich der Magenpförtner und die Speise gelangt in den Zwölffingerdarm.

Während des Aufenthalts im ca. 3 Meter langen Dünndarm erfolgt die weitere Aufspaltung durch Enzyme, sodass Eiweiße, Kohlenhydrate und Fette, Vitamine und Spurenelemente von den Blut- und Lymphgefäßen aufgenommen werden können. Im 1,3 Meter langen Dickdarm angelangt, wird dem Stuhl neben Mineralstoffen und Spurenelementen vorwiegend Wasser entzogen, bevor er schließlich ausgeschieden wird. Die Gesamtdauer dieser Passage beträgt im besten Fall 18–24 Stunden, im Normalfall ca. 36 Stunden und im ungünstigsten Fall bis zu drei Tage.

Die Darmflora

Damit der Darm die angebotene Nahrung aufschließen und abtransportieren kann, ist seine Oberfläche durch unzählige Ausstülpungen (»Zotten«) vergrößert. Seine Ausdehnung entspricht der eines Fußballfeldes

– die Lunge hingegen kommt »nur« auf die Größe eines Tennisplatzes. Zwischen diesen Zotten leben Milliarden unterschiedlicher Bakterien. Optimal kombiniert regen sie die Darmperistaltik an und sorgen mit ihren Stoffwechselprodukten für die Ernährung der Darmschleimhaut und halten den pH-Wert stabil.

Ganz wichtig: Die Darmflora bildet den Grundstock für unser so genanntes darmständiges Immunsystem. Gemeinsam mit

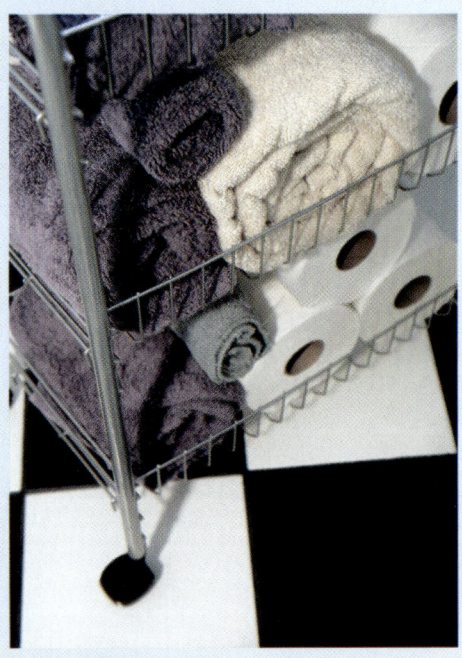

der Darmschleimhaut stellt sie eine mächtige Barriere zwischen Außen und Innen dar und wehrt so Eindringlinge wie fremde Bakterien, Viren, Hefen, Würmer und andere Schadstoffe ab. Dieses erklärt, warum Infekte durch falschen Antibiotikaeinsatz eher gefördert werden: Das Antibiotikum kann nicht unterscheiden zwischen guten und schlechten Keimen und dezimiert so auch die Darmflora. In der Folge kommt es zu Durchfall und aufgrund der Abwehrschwäche unter Umständen zu einem Hefepilz-Befall (Candida) im Darm.

Die Grenze zwischen Außen und Innen bedeutet gleichzeitig eine Trennung zwischen »Mein« und »Nicht mein«. Wenn das darmständige Immunsystem gestört ist und Amok läuft, kommt es zu vielerlei Lebensmittelallergien und Unverträglichkeiten, die sich wiederum in einer Reizdarmsymptomatik mit Blähbauch, Schmerzen und Durchfall äußern können. Etwa ein Drittel unseres Stuhles besteht aus abgestorbenen Bakterien der Darmflora!

Das Bauchhirn

In unserem Bauch befinden sich mehr als 100 Millionen Nervenzellen, die im Laufe der Embryonalentwicklung von unserem Kopfhirn getrennt wurden und nur noch durch den Vagusnerv (Parasympathikus) mit ihm verbunden sind. Zellen und Überträgerstoffe (Serotonin, Noradrenalin) sind exakt identisch. Wir wissen: Viele unserer Entscheidungen laufen nicht über unseren Intellekt, sondern sind bereits vorher »aus dem Bauch heraus« entschieden worden!

Das Bauchhirn kann ohne das Kopfhirn überleben, umgekehrt geht es nicht. Es spielt eine große Rolle bei der gefühlsmäßigen Verarbeitung von Stress, Ärger, Angst und Freude, was auch viele Redewendungen zum Ausdruck bringen: »Ich habe so eine Wut im Bauch!«, »Mach dir nicht ins Hemd!«, »Er ist ein Schisser.«, »Es ist zum Kotzen.« Wenn der Dialog zwischen Kopf und Bauch gestört ist, kann es Verdauungsprobleme geben.

Unruhe im Bauch

Wenn unser Bauch uns nicht mag

Fühlen Sie sich auch manchmal so aufgebläht und voll, obwohl Sie nicht viel gegessen haben? Müssen Sie den Hosenknopf öffnen, weil Sie aufgehen wie ein Hefekloß? Schauen Sie sich einmal die Bilder von Fotomodellen an: Die meisten von ihnen sind gertenschlank, oftmals übertrieben dünn, haben aber einen Bauch wie im vierten Monat! Liegen wir demnach voll im Trend? Rumpelt und plätschert es überdies in Ihrem Bauch? Haben Sie immer wieder Durchfall und wissen nicht warum? Oder sind Sie seit Jahren verstopft und leiden unter beständigem Druck und Schmerzen?

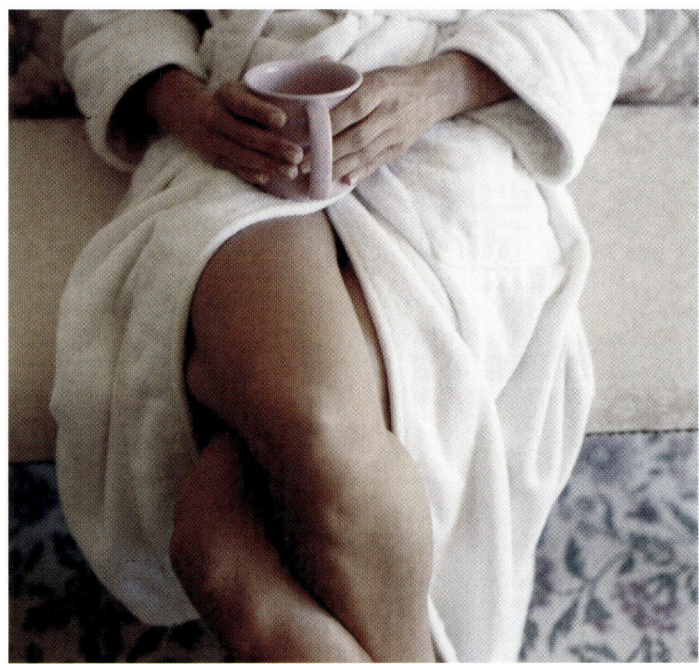

Dabei essen Sie doch so gesund: abends einen Apfel und überhaupt viel Rohkost und ein Müsli mit Körnern und Grapefruitsaft? Trotzdem will das Sodbrennen nicht aufhören und manchmal ist Ihnen sogar übel. Sie kennen sicherlich den Spruch: »Gesund ist der Mensch, der nicht ausreichend untersucht wurde.« Hier jedoch bekommt Ihre Erkrankung nach gründlicher Abklärung durch Ihren Arzt den Namen Reizmagen oder Reizdarm. Sie erhalten den guten Rat, sich mit Ihren Beschwerden zu arrangieren. Das Auftreten bösartiger Erkrankungen jedenfalls sei in diesem Zusammenhang nicht erhöht.

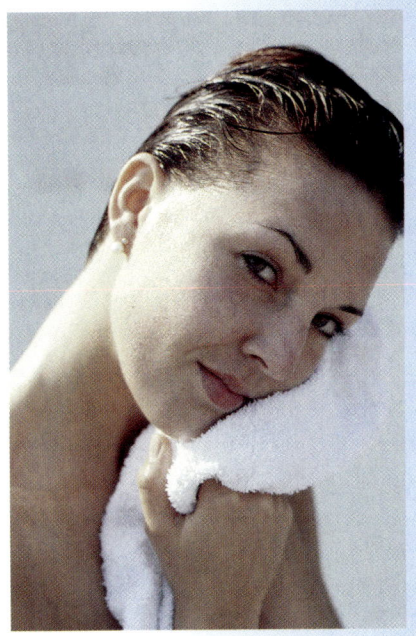

Alles in allem stellt der Verdauungstrakt ein hoch komplexes System dar. Wenn organische Ursachen wie zum Beispiel Tumoren, Gallenleiden, Bauchspeicheldrüsenschwäche oder chronisch entzündliche Darmerkrankungen als Urheber einer Störung ausgeschlossen sind, bleiben noch unzählige andere mögliche Ursachen wie Allergien und Unverträglichkeiten, Sprue, Enzymmangel und psychogene Einflüsse: ein weites und schwieriges Feld.

Reizdarm und Reizmagen

Wenn sich bei der gründlichen Untersuchung von Magen und Darm keine krankhaften Befunde erheben lassen, spricht man von einem Reizmagen bzw. Reizdarm. Der Reizmagen ist charakterisiert durch Oberbauchbeschwerden mit Hungergefühl oder durch Völlegefühl, Übelkeit und Aufgetriebenheit. Beim Reizdarm finden sich veränderte Stuhlgewohnheiten wie Auftreten von Verstopfung und Durchfällen oder Wechsel von beidem, starker Stuhldrang oder das Gefühl der unvollständigen Entleerung, sowie Blähungen.

Das Kreuz mit den Allergien

Doch ein kurzes Wort zu den bekannten Störenfrieden: Im Gegensatz zu den weit verbreiteten Lebensmittelallergien, die auch durch einen Hauttest nachweisbar sind, sind Kreuzallergien biochemisch nicht objektivierbar: Reagieren Sie beispielsweise auf Gräser- und Baumpollen mit Heuschnupfen, dann kann Ihnen auch nach dem Genuss von Kern- oder Steinobst übel werden. Wenn der Darm über längere Zeit irritiert ist, können sich über »Löcher« in der Schleimhautbarriere (»leaky gut«) weitere, unter Umständen heftige Nahrungsmittelunverträglichkeiten ausbilden, die sich dann nur durch aufwändige Labortests oder kinesiologisch nachweisen lassen.

Ganz fatal hierbei: Die Bauchsymptome wie Blähungen oder Durchfall treten erst 6–48 Stunden nach dem Essen auf, sodass ein Zusammenhang nur schwer herzustellen ist. Weitere Auslöser von Unverträglichkeitsreaktionen sind Nahrungsmittelzusatz- und -farbstoffe (die auf Lebensmitteln ausgewiesenen E-Nummern), so genannte Pseudoallergene.

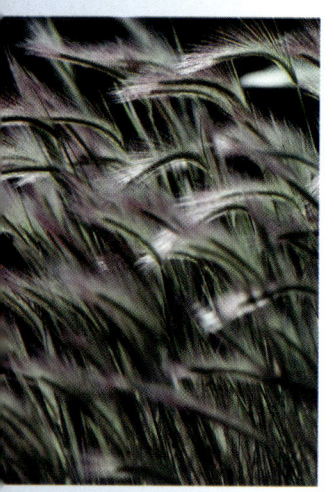

Beschwerden nach dem Genuss von Milchprodukten oder histaminreichen Nahrungsmitteln beruhen auf einem Enzymmangel, die verbreitete Fruktoseintoleranz des Erwachsenen hingegen entsteht durch einen relativen Transportproteinmangel, die Sprue durch eine Unverträglichkeit von bestimmten Getreideeiweißen (Gluten).

Sie sehen: An Forschung mangelt es nicht. Ursache für die Bauchbeschwerden ist eine Überlastung des Magen-Darm-Traktes durch eine individuell unverträgliche Ernährung und degenerierte Nahrungsmittel, Zusatzstoffe, chemische Noxen (also Stoffe, die sich schädlich auf die Gesundheit auswirken), Schwermetalle, Antibiotika usw. Therapie bis auf weiteres: Meiden Sie den Auslöser, sofern er Ihnen bekannt ist.

Über Harmonisierung und Befriedung

»Ruhe im Bauch!«, möchten Sie rufen, und im selben Moment ist Ihnen klar, dass Ihr Bauch sich nichts diktieren lässt und auch, dass es die eine Pille für Ihren Bauch niemals geben wird. Was also tun? »Mein Bauch gehört mir!«, begehren Sie nochmals heftig auf und sind wie vom Donner gerührt, als Sie ein gequältes »Eben!« zu hören meinen.

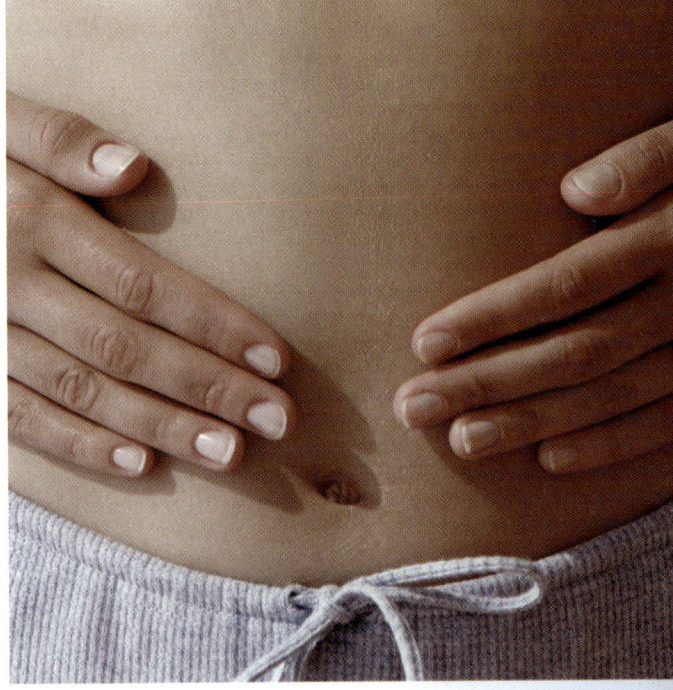

Und nun ist das Jammern an Ihnen. Eines nämlich war Ihnen schon lange klar, Sie wollten es nur nie wissen: Da Ihr Bauch nun einmal Ihnen gehört, sind auch Sie für ihn verantwortlich, für sein Wohlergehen und seine Lebensäußerungen ebenso wie für seine Launen. Und auch Ihr Mund und Ihre Essgelüste gehören ganz allein Ihnen. Sie bestimmen den Input und müssen mit dem Output zurechtkommen. In der Konsequenz bedeutet das: Schonen Sie Ihren Bauch und beweisen Sie Charakterstärke, auch Schulung genannt. Kommt Ihnen das irgendwie bekannt vor?

F.X. Mayr pur

F.X. Mayrs großes Verdienst war es, objektive Kriterien für die funktionelle Diagnostik des Bauches herausgearbeitet zu haben. Anhand dieser Kriterien wurden zielgerichtet entsprechende Verhaltensregeln aufgestellt, die ein messbares Therapieergebnis liefern konnten: Schonung, Säuberung und Schulung.

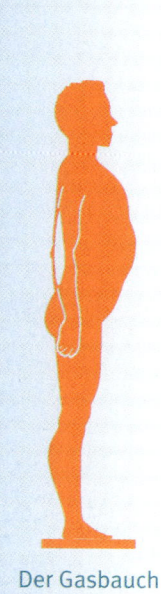

Der Gasbauch

Der Gasbauch

Sie ärgern sich schon lange über Ihren gleichbleibend vorste-
henden Bauch? Die schönen Kleider hängen im Schrank, im
Urlaub tragen Sie Schlabberlook? Dabei sind Sie nicht eigentlich übergewichtig, Sie treiben Sport und leben von Müsli,
Körnern und Milchprodukten, von Bergen an Salat und Obst,
wahrhaftig »vorbildlich«.

Was läuft nur falsch? Nun, eigentlich nicht viel und doch alles: Sie folgen dem Rat unserer »Ernährungspäpste« und essen fünfmal am Tag Obst und Gemüse (»five a day«)! Hierzu
sagte Prof. Dr. med. Karl Pirlet: »Der Mensch ist das Maß aller
Diätetik (…). Es nutzt auch die hochwertigste Kost nichts,
wenn sie nicht ordnungsgemäß verdaut wird. Sie wird zum
Gift.« Man könnte sich auch ein altes Sprichwort zu Herzen
nehmen: »Die Kost des Schmieds zerreißt den Schneider!«

Sie haben einen Gärungsbauch, dem Sie Zwischenmahlzeiten
(auch süße Getränke), Rohkost und Süßes vorenthalten müssen! Sie kennen das vom Ansetzen eines Hefeteigs: Inner-
halb von 30 Minuten verdoppelt sich der Vorteig. Er geht auf,
so wie Sie! Sie müssen dafür nicht zwangsläufig Hefen in
Ihrem Darm beherbergen, allerdings nähren viele Menschen,
insbesondere Naschkatzen und Antibiotikageschädigte, Can-
didahefen in ihrem Darm. Fatal ist, dass sie über die Gärungs-
gifte Ihren Stoffwechsel, insbesondere den der Leber, mit Fuselalkoholen belasten: Sie betreiben nachweislich eine innere
Schnapsfabrik, die über die Gärung der Rohkost unterhalten
wird! Wir können beobachten, dass bei fanatischen Rohköstlern die Leberwerte erhöht sind, und dass sie nicht selten ein
feines Adergeflecht im Gesicht zeigen wie Alkoholiker. Das alles ficht sie wenig an, denn sie sind durch den gleichmäßig
erhöhten Alkoholpegel immer gut drauf.

Noch ein Wort zu den groben Körnern: Sie mögen gesund
sein, aber nicht für jeden von uns. Nach 10 000 Jahren sind
wir von unserer genetischen Ausstattung her noch immer

Jäger und Sammler, Ackerbau war lange unbekannt und verbreitete sich naturgemäß erst mit der Sesshaftigkeit unserer
Vorfahren. Archäologische Funde belegen, dass das Getreide

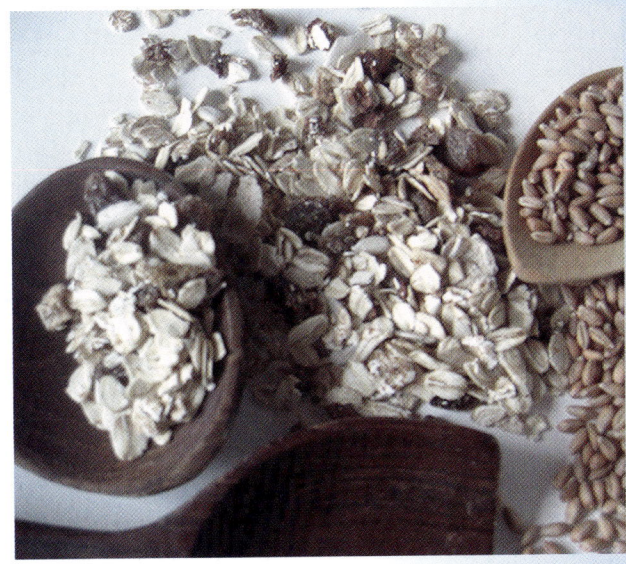

auch damals schon zur besseren
Verträglichkeit zerstampft und
geröstet wurde. Die hübsche
Vorstellung, dass »die Natur«
die Nahrung für uns Menschen
mundgerecht wachsen lässt, mag
für paradiesische Zeiten zuge-
troffen haben. Tempi passati! Für
uns hier im Fegefeuer gilt: mah-
len und rösten, kochen, backen
und damit genießbar machen. Es
sei denn, Sie wollen mit Ihrem
Ballonbauch auf und davon flie-
gen …

Wie dem auch sei, es gilt nach
F. X. Mayr: Schonung, Säuberung,
tabula rasa. Nur drei Mahlzeiten am Tag, keine Rohkost und
keine Süßigkeiten. Beim vorsichtigen Kostaufbau auf den
Bauch hören, wieder eine Antenne dafür bekommen, was für
den Bauch und damit für Sie gut ist.

Dazu ist die Esskultur nach F. X. Mayr mit langsamem Essen,
gründlichem Kauen und einem feuchtwarmen Wickel, um die
geplagte Leber zu entlasten, besonders nützlich. Übrigens:
Mit dem Gärungsbauch verschwindet häufig auch das Sodbrennen, wenn nicht, bitte noch 2 × 1 Teelöffel Basenpulver
einnehmen (substituieren).

Info

Bei hartnäckigen Blä-
hungen ist eine Unter-
suchung auf Candida und
gegebenenfalls auf
Schwermetallbelastung
angesagt.

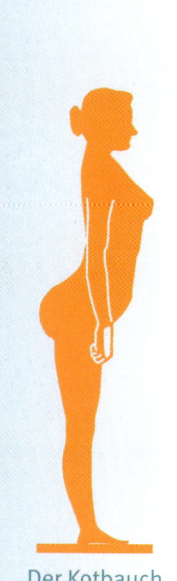

Der Kotbauch

Der Kotbauch

Sie fühlen sich voll, müde und zornig und hatten seit einigen Tagen keinen Stuhlgang?

Aus dem gewohnten Bauchkneifen ist ein richtiger Schmerz geworden? Die üblichen Abführmittel haben nicht geholfen und Sie mögen kaum noch etwas essen? Dies ist das Bild der klassischen Selbstvergiftung aus dem Darm, der intestinalen Autointoxikation durch Darmträgheit. Hier sind Säuberung mithilfe von Bittersalz und Einläufen, Substitution von Magnesium und Kalium sowie die Schulung durch regelmäßige Mahlzeiten, gründliches Kauen und Einspeicheln angesagt. Das Wichtigste: Trinken Sie ausreichend!

Der Gaskotbauch

Mit einem Gaskotbauch fühlen Sie sich aufgeblasen wie ein Ballon und dem Platzen nahe. Unser Magen-Darm-Transportband funktioniert nach dem einfachen Ampelprinzip: Ampel auf Rot, wenn der weitere Weg blockiert ist. Wenn z. B. nicht genügend basische Verdauungssäfte im Zwölffingerdarm bereitgestellt werden, bleibt die Nahrung im Magen liegen. Ist der Dickdarm wegen Überlastung verstopft, wird auch der Nachschub träger angeliefert und verfärbt sich dunkelgelb. Dabei sagt es gar nichts aus, ob Sie täglich Stuhlgang haben. Wie Sie bereits erfahren haben, kann der Stuhl von heute sehr wohl der Nahrungsrest von letzter Woche sein. Die Ampel steht auf Grün, wenn Sie im Spinattest gut abgeschnitten haben!

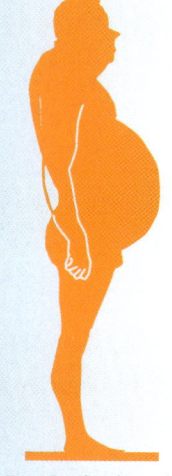

Der Gaskotbauch

Wenn Sie aber das Gefühl haben, Sie könnten platzen, essen Sie zu viel und zu hastig: In- und Output sind nicht in der Balance. Jeden Bissen 40-mal kauen? Böse Zungen sagen: So wie man isst, arbeitet man auch. Nur kein falscher Ehrgeiz, nicht schon wieder Rekorde brechen wollen. So wie man isst, genießt man auch! Genießen Sie Ihre gute Küche und bieten Sie all den wunderbaren Inhaltsstoffen einen optimal vorbereiteten Weg zu Ihren Zellen!

Hierzu eine nette Anekdote, die Dr. Kojer zu erzählen pflegte: Zwei Nachbarn kommen ins Gespräch. Es geht darum, welches Kaminholz das Beste sei, Buche, Birke oder Fichte? Aber selbst die Buche will nicht immer so gut brennen. Vielleicht ist sie zu feucht? Zu kurz gelagert? Dann wird geklagt: Das teuerste Holz war gerade gut genug, abgelagert, wunderschön, aber auch das hat nur Rauch gemacht und keine anhaltende Glut! Da kann man doch gleich das billige nehmen, wenn man sich in der Stube einräuchern lassen muss! Da kommt der Schornsteinfeger des Weges, grinst wissend und fragt: Wann ist denn wohl der Kamin zuletzt gekehrt worden?

So viel zur Mayrschen Theorie und Praxis: Beides ist einleuchtend und gar nicht so kompliziert: eben easy.

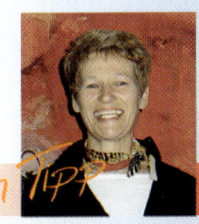

Mein Tipp

So bereiten Sie ein Ingwerwasser: Ein kleines Stück Ingwer, etwa daumenlang, in Scheiben schneiden, mit $\frac{1}{4}$ l heißem Wasser überbrühen und 20 Minuten ziehen lassen.

Weiteres Troubleshooting

Wenn's brennt

Es plagt Sie furchtbares Sodbrennen? Dann war Ihre Wahl der Nahrungsmittel wohl nicht richtig. Tun Sie sich etwas Gutes und verzichten Sie auf Kaffee, auf alles Süße, auf Alkohol und Nikotin sowie auf alles Blähende, um dem kleinen Drachen in Ihrer Speiseröhre den Futterhahn zuzudrehen. Nehmen Sie Heilerde und natürlich Basen, nach kleinen Diätfehlern auch Nux vomica D4. Tritt saures Aufstoßen dazu, lohnt ein Versuch mit Robinia D12 2 × halbstündlich vor dem Essen. Wenn Übelkeit dabei ist, lindert ein Ingwerwasser. Gesellt sich zur Übelkeit auch noch Erbrechen, lautet die Diagnose nach der Traditionellen Chinesischen Medizin »rebellierendes Qi«, und wir verordnen eine Messerspitze frisch geriebenen Ingwer 2 × täglich. Wenn sich Ihr Zustand nach einer Woche nicht bessert: Suchen Sie Ihren Hausarzt auf, er wird mit einer Magenspiegelung der Ursache auf den Grund gehen.

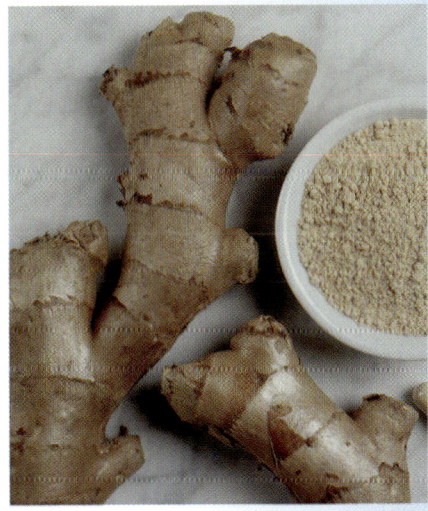

Wenn die Luft den Atem raubt

Ihr Bauch ist voller Luft, die sich buchstäblich in Windeseile angesammelt hat; Blähungen machen Sie regelrecht kurzatmig, und Sie möchten nichts anderes tun als rasch den Hosenknopf und ein Gasventil öffnen. Beides ist aber derzeit nicht angebracht: was tun? Vermutlich haben Sie etwas Unverträgliches gegessen, Weißmehl vielleicht oder Milch- bzw. Fruchtzucker? Sie können sich mithilfe von Atemtests oder Kinesiologie testen lassen oder bei sich selbst einen Pulstest machen.

Der Pulstest

Bei Verdacht auf Lebensmittelunverträglichkeiten messen Sie vor dem Essen in aller Ruhe Ihren Puls und eine Viertelstunde nach dem Essen nochmals. Wenn sich Ihre Pulsfrequenz um mehr als 15 Schläge pro Minute erhöht hat, besteht der Verdacht, dass ein für Sie unverträgliches Nahrungsmittel der Auslöser ist. Grenzen Sie die möglichen Übeltäter ein, indem Sie das nächste Mal nur das verdächtige Lebensmittel zu sich nehmen und dann den Puls messen.

Erste Maßnahme: protokollieren und einen Auslassversuch starten. Zweite Maßnahme: Okoubaka D4, stündlich 1 Tablette, und als dritte Maßnahme: Antigastee mit Fenchel, Anis und Kümmel. Doch Obacht: Dieser Windtee hilft nicht bei einer Kreuzallergie mit Beifuß und Ragweed (August/September)! In diesem Fall lassen Sie sich Kalmus- und Kurkumawurzel mit Zimt für einen Tee zusammenstellen.

Wenn es gluckert, plätschert, kneift

Immer wenn es brenzlig wird, ärgert Sie Ihr hyperaktiver Darm mit besonders heftigen Krämpfen und Durchfällen, Sie kennen das schon lange. Yoga, autogenes Training und Akupunktur wären hilfreich. Fruchtzucker- und Histaminunver-

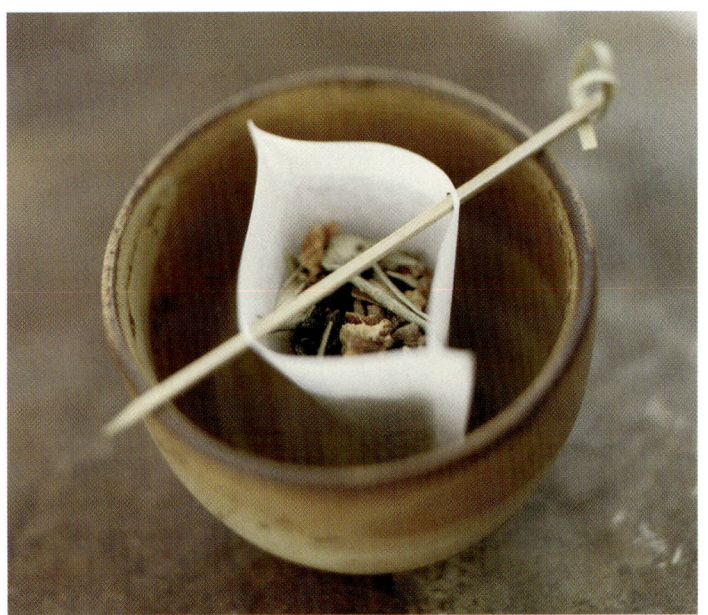

Info

Für einen Kardamom-Kräutertee lösen Sie die Samen aus frischen grünen Kardamomkapseln heraus und zerstoßen sie in einem Mörser. ½ TL hiervon zusammen mit 1 TL Kräuterteemischung mit gut ½ l Wasser überbrühen und 5 Minuten ziehen lassen. 3 × täglich vor dem Essen trinken. Vorsicht bei Yin-Leere (kraftlose Unruhe mit Hitze)!

träglichkeit sind ausgeschlossen? Was können Sie also bei akuten Beschwerden tun?

Im Prüfungsstress nehmen Sie Argentum nitricum D12, alle 2–4 Stunden 5 Globuli. Gegen die Unruhe und das Kneifen machen Sie sich einen Leibwickel mit Oxalis und kochen sich einen Kardamom-Kräutertee, zum Entlüften nehmen Sie Carbo vegetabilis D6, 3 × 5 Globuli, und lassen sich einen Termin für eine homöopathische Anamnese geben. Haben Sie es schon mit Heidelbeersaft versucht? Auch die Uzara-Wurzel hilft gegen Durchfall.

Ist das Problem erst kürzlich aufgetreten, nachdem Sie wiederholt Antibiotika nehmen mussten? Dann ist Ihre Darmflora und mit ihr das so wichtige Darmmilieu durcheinandergekommen. Schalten Sie auf Schonkost und ersetzen Sie Darmkeime wie Koli- und Laktobazillen durch entsprechende Präparate aus Ihrer Apotheke. Die viel beworbenen angerei-

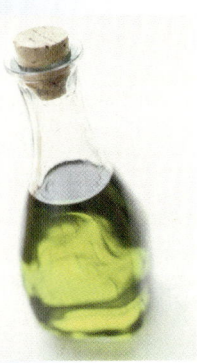

cherten Joghurts und die weiteren Functional-food-Produkte sind hoffnungslos unterdosiert.

Wenn Sie zu Brechdurchfällen neigen, verzichten Sie bitte auf Hämmer aus der Apotheke, die den Darm ruhig stellen. Die Viren sollten Sie schnellstmöglich verlassen! Nehmen Sie vielmehr Uzara und Kohlekompretten. Häufig genügt auch eine Kurztherapie mit Bierhefen. Auf jeden Fall sollten Sie viel trinken! Stopfend wirkt ein Tee aus Ratanhiawurzel, Brombeerblättern und Eichenrinde oder einfach Schwarztee.

Wenn nichts mehr geht

Rien ne va plus? Sie sind verstopft und schwer und voll und unglücklich? Sie haben mehr als ausreichend getrunken und auch die Bewegung nicht vergessen, allerdings über viele Jahre Abführmittel genommen? Auch pflanzliche Mittel, über längere Zeit gegeben, schädigen den Darm, so zum Beispiel auch die Aloe, die Anthrachinone enthält.

Haben Sie genug Magnesium und Kalium substituiert? Und bereits Flohsamen (von dem indischen Flohsamenstrauch) versucht? Wir unterscheiden eine schlaffe von einer spastischen Verstopfung. Bei der schlaffen oder atonischen sind kalte Waschungen des Bauches und Opium D200, 2 × wöchentlich 5 Globuli, einen Versuch wert, bei der spastischen und insbesondere nach »Vorbehandlung« mit Abführmitteln: Nux vomica D6, 3 × täglich 5 Globuli, aber Vorsicht: Nicht bei fehlendem Stuhldrang nehmen! Wenn Ihr Lieblingskräutertee Brombeerblätter enthält, sollte er entsorgt werden, denn bei täglichem Genuss stopft auch er. Die ansonsten übliche Strategie bei Verstopfung und Völle besteht in einer Stärkung der Oberbauchorgane Leber und Bauchspeicheldrüse durch pflanzliche Präparate und Bitterstoffe (Enzian, Wermut, Kurkuma, javanisches Gelbwurz). Die Empfehlung aus dem Ayurveda lautet: 1 Esslöffel Olivenöl mit einigen Tropfen Zitronensaft abends oder 1–2 Teelöffel Ghee (Butterfett) zum Essen einnehmen. Beides regt den Gallefluss an.

Schlapp, schlaff, ausgebrannt?

Wenn Körper und Seele zu streiken drohen

Sind Sie häufig müde und lustlos, und leiden Sie an Konzentrationsstörungen? Sind Sie emotional unausgeglichen und unzufrieden? Kennen Sie gelegentliches Herzstolpern und Muskelschmerzen, so als wären Sie schon uralt? Sie schieben Ihre Energielosigkeit und Antriebsarmut auf Ihre Schlafstörungen und auf die häufigen Kopfschmerzen. Selbstverständlich wissen Sie, dass Sie sich mehr bewegen sollten. Aber Sie können sich nicht aufraffen. Sie schaffen ja kaum den Spagat zwischen Ihrem Beruf und den Forderungen Ihrer Lieben daheim.

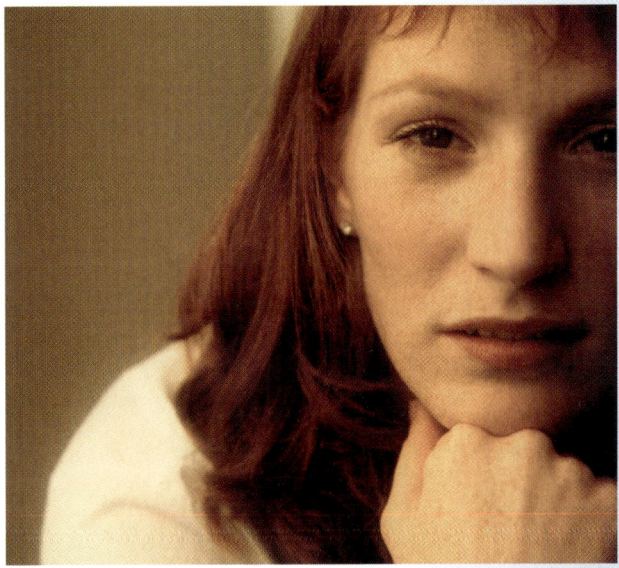

Lange Zeit nämlich haben Sie die Alarmsignale von Körper und Seele ignoriert und haben sich weiter ausgepowert. Ihre körpereigene Müllabfuhr ist durch die anfallenden Belastungen durch Kaffee (wegen Müdigkeit), Nikotin (wegen Stress), zu viele Kalorien (wegen Frust), und Alkohol (wegen Einschlafstörungen) überfordert und droht zu streiken. Lassen Sie sich helfen und helfen Sie sich! Sie sind total im Stress und in jedem Fall übersäuert. Jetzt ist es Zeit für Detox (detoxicate = entgiften): Entgiften, Entschlacken und Entspannen.

Finden Sie Ihre Balance!

Individuelle körperliche und seelische Belastbarkeit

Ihr Auto bringen Sie regelmäßig in die Inspektion, außerdem betanken Sie es ordnungsgemäß und ohne mit der Wimper zu zucken mit Super. Im Winter bekommt es eine Unterbodenwäsche, damit das Salz nicht an ihm nagt, Kühlwasser und Ölstand werden überprüft und achtsam nachgefüllt: Ihr Auto ist schließlich eine wertvolle Investition, Sie brauchen es und beanspruchen es auch.

Und Ihr Körper, den Sie seit Jahren ausbeuten? Brauchen Sie den nicht? Kein Boxenstopp, kein Hegen und Pflegen, na ja, vielleicht später einmal ... Und die Seele, die mal baumeln möchte? Irgendwann, wenn einmal Zeit ist? Die andern schaffen es ja auch?

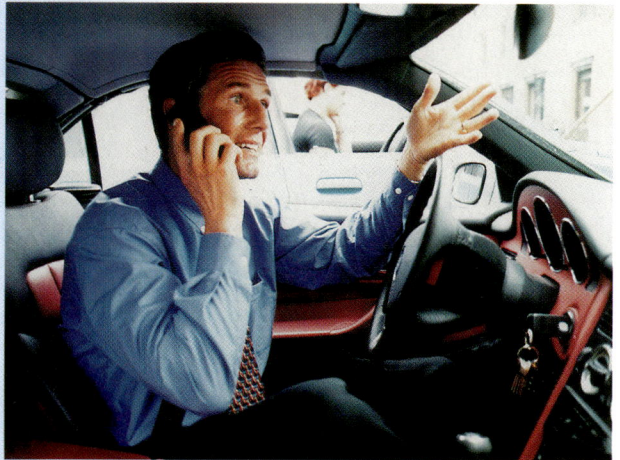

Dr. Kojer erzählte dazu gern die folgende Geschichte, die ich hier frei wiedergebe:

Die Menschen haben eine unterschiedliche Konstitution. Die einen kommen gleich als Mercedes Benz auf die Welt, sind robust, ausdauernd und zuverlässig. Sie schnurren selbst auf einer anspruchsvollen Bergstrecke, als ob nichts wäre. Andere ähneln eher einem Citroën 2 CV: Sie sind nett, alltagstauglich, praktisch und genügsam. Wenn aber eine größere Steigung zu bewältigen ist, keuchen sie und fangen an zu kochen. Sie brauchen eine Pause, wollen gehegt und gepflegt werden, aber dann kann es wieder weitergehen. Wenn alle sich an die Spielregeln halten, kann diese wunderbare Freundschaft auch durch ein paar Rostflecken nicht vorzeitig beendet werden. Der Mercedes hingegen, den man soeben noch voller Freude und Ehrgeiz über die Autobahn gescheucht hat, bleibt unerwartet auf ebener Strecke an einer Ampel stehen: Die Elektronik ist defekt, es geht definitiv nichts mehr, aus und vorbei.

Was sagt uns dieses moderne Gleichnis? Die Konstitution spiegelt das Maß der Belastbarkeit. Behutsamer Umgang mit sich selbst sowie Achtung vor den Möglichkeiten seines Körpers sind wesentliche Aspekte, die Sie als Verpflichtung verstehen sollten.

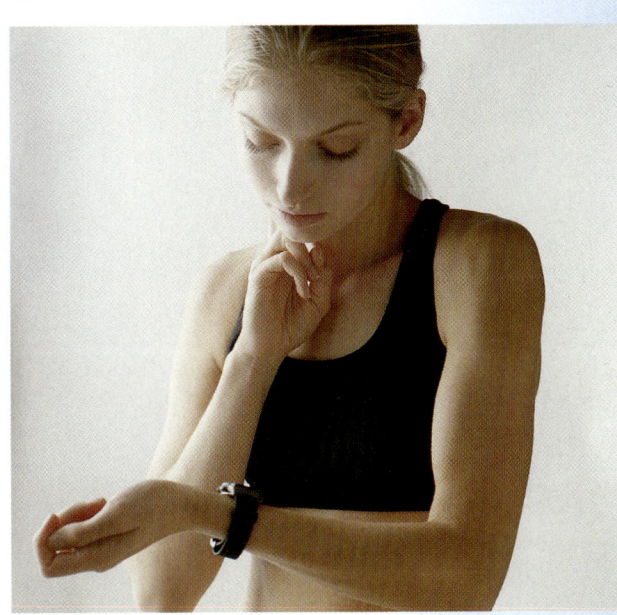

Nicht alle Menschen sind fit und unternehmungslustig bis spät in die Nacht, es gibt auch ruhigere Vertreter. Nicht alle müssen den örtlichen Marathon laufen, viele dürfen auch ganz normal spazieren gehen. Man(n) darf weiterhin nicht alles wissen müssen, aber auch nicht alles (auf)essen! Und jeder sollte »Nein!« sagen können, wenn ihm etwas nicht recht ist. Dazu ist es wichtig, sich selbst zu kennen, zu wissen, was einem gut tut, und das auch zuzulassen.

Was bringt uns aus der Ruhe?

Wenn ich Langzeitblutdruckmessungen auswerte und mir die entsprechenden Ereignisprotokolle durchlese, muss ich immer wieder mit Erstaunen feststellen, dass es vor allem zwei Tätigkeiten sind, die den Blutdruck regelhaft in die Höhe treiben: nicht etwa so schweißtreibende Dinge wie putzen und walken, sondern tatsächlich telefonieren und Auto fahren! Dabei geschieht es relativ selten, dass ein hungriger Löwe un-

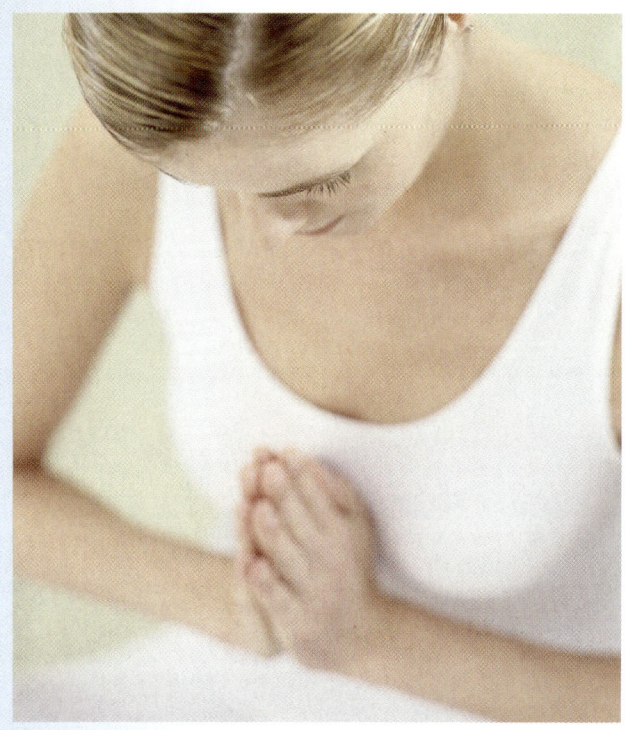

vermittelt vor uns auf der Straße steht und uns den Angstschweiß auf die Stirn treibt; nein, meist stehen nur ziemlich viele andere Autos um uns herum und bilden einen Stau, und wir sind mittendrin und können nicht fliehen. In unserem Auto sind wir vor Löwen und bösartigen anderen Autos ziemlich gut geschützt, aber der Blutdruck geht in die Höhe, als ob wir in Lebensgefahr wären. Dabei kommt lediglich unser Zeitmanagement ein wenig durcheinander. Doch was passiert dabei? Wir regen uns furchtbar auf (was uns im Allgemeinen nicht bewusst ist) und können diese Anspannung nicht adäquat körperlich abreagieren. Das verursacht Stress, und Stress macht uns krank.

Welcher Stress-Typ sind Sie?

Brauchen sie viele kleine Ruhepausen? Setzt Sie eine Einladung mit spätem Abendessen und entsprechendem Alkoholkonsum für zwei Tage außer Gefecht? Laborieren Sie an jedem kleinen Infekt eine Woche? Oder sind Sie der Power-Mensch, der alles und noch viel mehr macht, um dann »plötzlich und unerwartet« zusammenzubrechen?

Stresstypen in aller Welt

Der Ayurveda, ein naturheilkundliches System mit mythologischen Ursprüngen auf dem indischen Subkontinent, berücksichtigt sehr stark die unterschiedlichen Konstitutionstypen Vata, Pitta und Kapha und das ihnen entsprechende Stressmanagement. Vata, der Hektiker mit Verstopfung, Blähungen und Einschlafstörungen braucht Ruhe und Wärme,

Regelmaß und Ölmassagen. Wenn Vata aus dem Gleichgewicht geraten ist, sollte er nicht streng fasten! Pitta dagegen, der aggressiv Übersäuerte mit Durchfällen und erhöhter Schweißabsonderung, benötigt Ruhe und Kühle, keine Sauna, Ausgleich durch Bewegung, Schonkost! Für Kapha, den übergewichtigen Schokoladenliebhaber, sind im Stress Bewegung, Sauna, Sport, Heißwassertrinken und Fasten angesagt.

Die klassische ayurvedische Reinigungstherapie heißt Panchakarma, die »fünf Behandlungen«, mit bewusst eingeleitetem Erbrechen, Abführen, Einlauf, Nasenbehandlung und Aderlass. Gönnen Sie sich doch einmal ein individuelles Schnupperwochenende!

Auch die Traditionelle Chinesische Medizin (TCM) hat ihre Stresstypen: den himmelhoch-jauchzend-zu-Tode-betrübten Herztyp, den harmoniesüchtigen, weil dünnhäutigen Lungentyp, der nicht streiten mag, den aggressiven und vordergründig total kontrollierten Lebertyp, der auch mal brüllen kann, und den selbstzweiflerischen, schokoladensüchtigen Magentyp, der alles in sich hineinfrisst. Dazu kennt die TCM die typgerechte Ernährung nach den fünf Elementen.

In der Homöopathie könnten diese Typen Nux vomica oder Pulsatilla heißen. Wie Sie sehen, setzen alle ganzheitlichen Systeme auf Individualismus!

F.X. Mayr Detox

Zu Zeiten F.X. Mayrs gab es noch keine wissenschaftlichen Erkenntnisse über Stresshormone, geschweige denn elektronenmikroskopische Aufnahmen von verdickten Basalmembranen oder aufgequollenen kollagenen Fasern im Bindegewebe. Allein seine fünf Sinne halfen Mayr, sein Diagnostik- und Therapiesystem allgemeingültig zu etablieren.

Info

Blonde Tees dürfen nur ganz kurz ziehen. Empfehlenswert sind Fenchel, Schafgarbe, Lindenblüten, Zinnkraut, Zitronenmellsse oder Johanniskraut. Keine roten Tees! Sie säuern an.

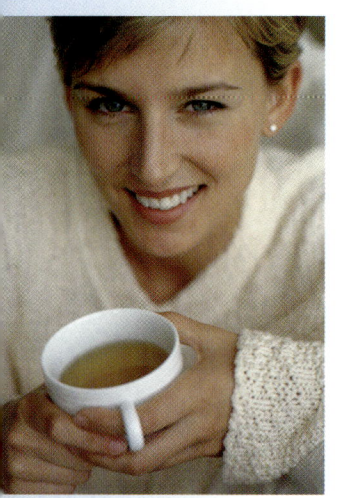

Bewässern

Eine der Grundideen Mayrs ist es, den Körper durch ein er-höhtes Flüssigkeitsangebot zu entgiften. Alle Zellen und ins-besondere die Grundsubstanz, die die Basis für den Informa-tionsaustausch liefert, sollen durchspült und dadurch ent-schlackt werden. Während des Fastens müssen sogar 3–4 Liter Wasser oder blonde Tees getrunken werden.

Pflegen und hegen

Die Beschränkung auf nur wenige gesunde Nahrungsmittel und die Verbannung von Genussgiften sind ein wesentliches Schonungsprinzip der Mayrschen Therapie. Die Schüler F.X. Mayrs bauten in der Entwicklung der Milden Ableitungs-diät die Betonung der basischen Komponente der Nahrung weiter aus. Hierbei ist die Basenbrühe bzw. Basensuppe ein wesentliches Element zur Stabilisierung des Säure-Basen-Haushalts. Eine weitere Entlastung erfolgt durch das Fasten oder das Mayr'sche Dinner cancelling, das heißt »Abendessen wie ein Bettelmann!« Auch der Leberwickel trägt zur Entgif-tung bei.

Erleichtern

Parallel zur Schonung läuft die Unterstützung der Ausschei-dung durch das morgendliche Bittersalz. Betrachten Sie sich einmal genau im Spiegel: Wenn Sie Ihre innere Schnapsfabrik ausquartiert und gut abgeführt haben, zeigen Sie eine ganz andere Haltung als vorher. Sie stehen aufrechter und meinen, auch freier zu atmen. Das entspricht den Tatsachen! An der Universität Innsbruck wurde an Sportstudenten nachgewie-sen, dass das Lungenvolumen nach Verkleinerung des Darm-konvolutes durch die Bauchbehandlung um einen Liter zuge-nommen hatte! Sie sind im wahrsten Sinne des Wortes er-leichtert.

Entschleunigen

Zur Schulung nach F.X. Mayr gehört auch die Erziehung zum langsamen Essen und zum gründlichen Kauen. Dadurch wer-

Basenbrühe

Gut ½ kg Gemüse (Kartoffeln, Sellerie, Karotten, Lauch etc.) mit ½ Zwiebel, 1 Knoblauchzehe, Nelken, Lorbeerblatt, Kümmel, Wacholderbeeren, Liebstöckel und Petersilienwurzel mit ca. 3 Liter kaltem Wasser aufsetzen und zum Kochen bringen. 15–20 Minuten leicht köcheln lassen und absieben, das Gemüse entsorgen. Ein wenig Salz hinzufügen und trinken, oder noch besser: löffeln. Auch gut geeignet als Kochwasser für Gemüse, Fisch, Reis oder als Soßengrundlage! Eine Basenbrühe ist bis zu 3 Tagen im Kühlschrank konservierbar.

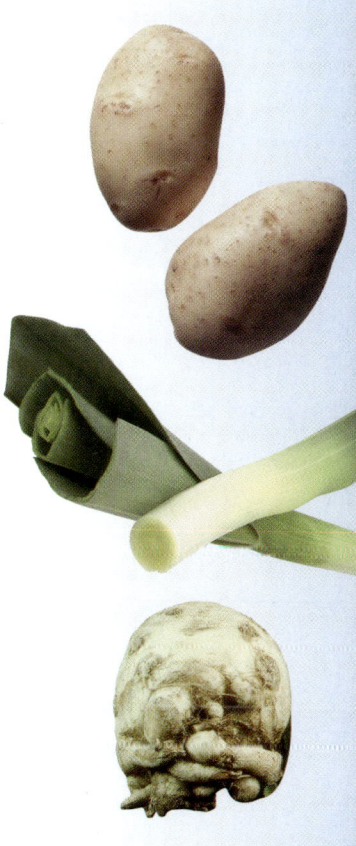

den sämtliche Speicheldrüsen aktiviert. Die Esskultur nach F.X. Mayr, heute repräsentiert durch die moderne Slow-food-Bewegung mit Betonung auf der frischen Zubereitung aller dargebotenen Speisen, ist wieder voll im Trend: essen ohne Hast und Störungen von außen, keine Zeitung, kein Fernseher, kein Telefon. Nach 20–30 Minuten intensiven Kauens stellt sich ein Sättigungsgefühl ein! Sie haben das alles schon einmal erfahren, wenn Sie in einem guten Restaurant die »haute cuisine« genossen haben. Zunächst verhungern Sie am Amuse-Gueule und an der ersten kleinen Vorspeise, doch nach der zweiten Vorspeise wissen Sie plötzlich nicht mehr, wie Sie den Hauptgang schaffen sollen. Während einer F.X. Mayr-Therapie lässt Ihr Körper Sie über die Wiederentdeckung der Langsamkeit spüren, wann Sie wirklich satt sind! Ein netter Nebeneffekt: Sie nehmen ab, ohne zu hungern, und zwar so langsam, dass der gefürchtete Jojo-Effekt ausbleibt!

Unterstützen

Durch den zusätzlichen Einsatz von Basen werden Beschwerden wie Kopfschmerzen, schwere Glieder, Krämpfe und psychische Tiefs wunderbar aufgefangen. Das Basenbad ist eine fantastische Möglichkeit sich zu entspannen und so etwas für Leib und Seele zu tun.

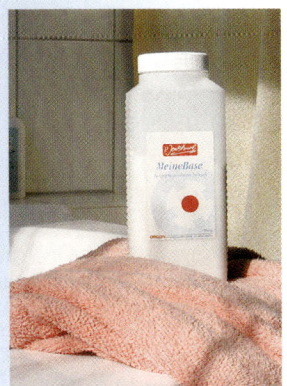

Das Basenbad

Körperwarmes (37 °C) Wasser einlaufen lassen, 3 gehäufte EL Natriumbicarbonat und einen EL Meersalz hinzufügen. Dann eine gute halbe Stunde einfach nur im wohlig warmen Wasser entspannen. Ohne dass ich Sie zum Multitasking verführen will: eine Gesichtsmaske oder eine Haarpackung stören hierbei nicht, Ihre Lieblingsentspannungsmusik kann Ihr Wohlbefinden nur steigern. Danach gehen Sie am besten direkt ins Bett!

Weiteres Stressmanagement

Für den Leib

Sie fühlen sich schlapp und schlaff? Säuren machen sauer. Neben dem Detox- und Stressmanagement durch erhöhte Trinkmenge, basische Kost und das Meiden von Alkohol und Nikotin kommt der Bewegung ein hoher Stellenwert zu. Können Sie pro Woche 2-, besser 3-mal eine halbe Stunde einplanen? Nur keinen falschen Ehrgeiz entwickeln! Bleiben Sie im submaximalen Bereich. Der Löwe, der Sie am Morgen so alarmiert hat, ist auch ein paar Stunden älter und friedlicher geworden. Pfeifen sie ihm beim Laufen kein Halali sondern ein versöhnliches Abschiedsliedchen.

Sie sind kein Bewegungsmensch? Es muss ja nicht jeder Inliner fahren. Bevor Sie etwas unwillig und zähneknirschend machen, lassen Sie es lieber: Es wird Ihnen nicht gut tun. Aber wie wär's mit Pingpong? Oder Salsa? Auch nicht? Sinn der körperlichen Übungen ist der Abbau von Stress und Aggressionen sowie das Ausschwitzen von Säuren. Nebenbei

Belastung im submaximalen Bereich

Kommen Sie nicht außer Atem, sondern bewegen Sie sich in einem gemächlichen Tempo, welches Ihnen gestattet, ein kleines Liedchen zu singen! Pfeifen Sie also auf die Pulsuhr und swingen Sie sich in Ihre Atemfrequenz ein. Auch das ist Harmonie für die Seele. Für Fortgeschrittene und solche, die ohne Fettverbrennung unglücklich sind: Atmen Sie in dem Rhythmus zwei Schritte ein – drei Schritte aus. Das ist weder Marsch noch Walzer, aber durch gesicherte aerobe Belastung ein effektives Ausdauertraining und gut gegen den Speck.

aktivieren und trainieren Sie Ihren Gleichgewichtssinn, verschaffen Ihrem Gehirn eine bessere Durchblutung und Sauerstoffversorgung, verbrennen Kalorien, senken den Blutdruck, kräftigen Muskulatur und Sehnen und halten sich jung. Aber wer will schon für immer jung bleiben? Sie können zum Säureausschwitzen auch einfach in die Sauna gehen.

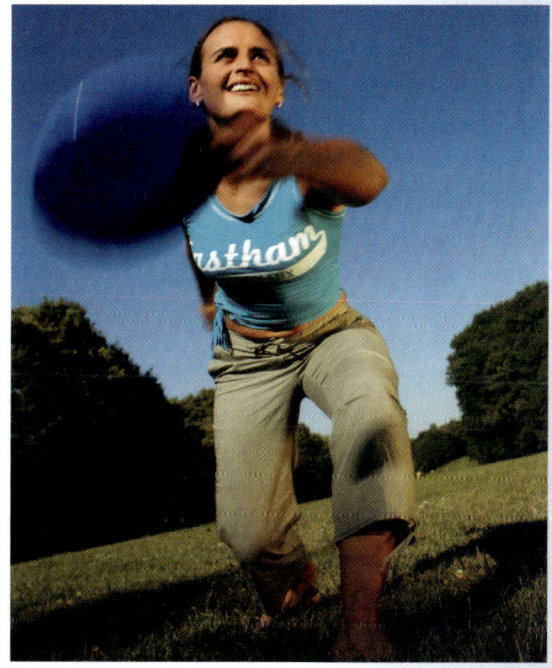

Massagen sind eine wunderbare Erfindung, um einmal lockerzulassen! Für Vata-Typen mit wärmendem Sesamöl, für Pitta-Typen mit kühlendem Kokosöl, der Kapha-Typ sollte trocken massiert werden. Verspannungen im Lendenwirbelsäulenbereich durch zu langes Sitzen und im Nacken- und Schulterbereich durch Bildschirmarbeit haben enorm zugenommen. Ich habe meine Computermaus gewogen: Sie wiegt 135 g. Wie kann es sein, dass ein so kleines Gerät,

Entgiftung einmal anders

Die Entgiftung regen Sie auch durch Heißwassertrinken und Ölziehen aus dem Ayurveda an. Und so wird's gemacht:

Heißwassertrinken: Lassen Sie Wasser 5–10 Minuten kochen, das regt – während des Essens getrunken – nach ayurvedischer Vorstellung direkt das Agni, das Verdauungsfeuer und die Lebensenergie an. Zwischen den Mahlzeiten löst es Ama (= Toxine) aus den Geweben. Interessanterweise bedeutet Ama auch geistiger Müll, wir würden sagen: Stress.

Ölziehen: Eine andere Methode ist das so genannte Ölziehen (Gandesha). Morgens nach dem Zähneputzen »ziehen« Sie 1 EL Sesamöl im Mund hin und her. Wenn das Öl nach etwa 5 Minuten weißlich-schaumig ist: ausspucken. Ölziehen reinigt und entgiftet.

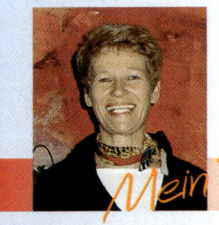

Mein Tipp

Stellung des Kindes: Knien Sie sich hin, und setzen Sie sich anschließend auf Ihre Füße, Fersen nach außen. Beugen Sie sich vornüber, bis die Stirnhaargrenze den Boden berührt, und legen Sie die Arme neben den Körper, Handflächen nach oben. Nun die Schultern fallen lassen und einige Zeit in dieser Stellung verharren!

das wir ja nur schieben müssen, so nachhaltige Verspannungen bewirkt? Der Grund ist, dass wir mit der Maus die tonnenschweren Probleme wälzen, die sich vom Bildschirm in unsere Köpfe gerollt haben. Das kann zu erheblichem Kopfzerbrechen führen. Also sind Entspannungsübungen angesagt: Ziehen Sie mehrmals täglich die Schultern zu den Ohren hoch und lassen Sie sie wieder fallen. Außerdem gibt es eine wunderbare Übung aus dem Yoga zur Entspannung der Schultermuskulatur: die Stellung des Kindes.

Dass Sie so schlapp und schlaff sind, ist ein untrügliches Zeichen dafür, dass Sie gegen Ihre natürlichen Rhythmen leben: zu wenig Schlaf (Sie können ja nicht entspannen), zu viel Arbeit (Sie können sich nicht konzentrieren), zu viel Freizeitstress (Sie können nicht »Nein« sagen). Wie lange wollen Sie sich noch so ausbeuten? Werfen Sie jetzt Ballast ab, nämlich

Ihr Säuregepäck, finden Sie Ihren Rhythmus, Ihr Gleichgewicht.

Anspannung und Entspannung gehören sowohl für den Tagesablauf als auch für die körperliche Fitness eng zusammen. Sie müssen nur herausfinden, welches Timing zu Ihnen passt, welche Sportart und welche Entspannungsmethode: Yoga, Qi Gong, autogenes Training oder einfach mal faul am Strand liegen. Wichtig: Sie sollten das, was sie machen, gerne und mit gutem Gewissen tun. Insofern dürfen Sie auch mal ein paar Trüffel genießen … Doch halt, da sind wir schon bei der Seele!

Für die Seele
Sie fühlen sich ausgebrannt. Wenn Ärzte oder Pathologen ausgebrannte Seelen zu forensischen Zwecken sezieren, finden sie im Allgemeinen deutlich geschrumpfte, kalte, rußigschwarze und total verhärtete Organe vor, deren ursprüngli-

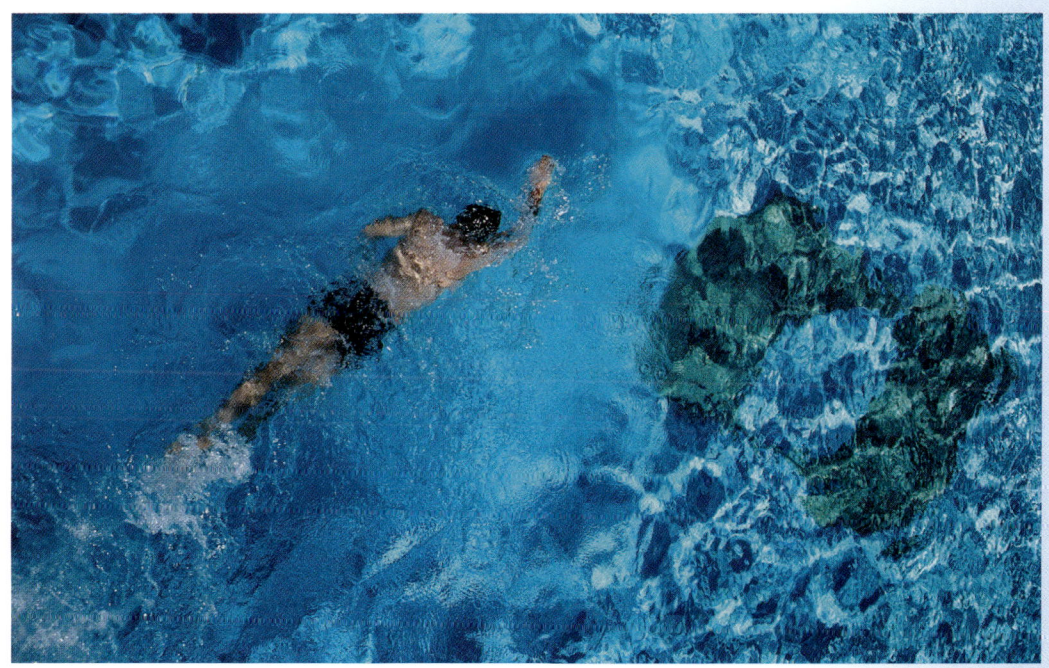

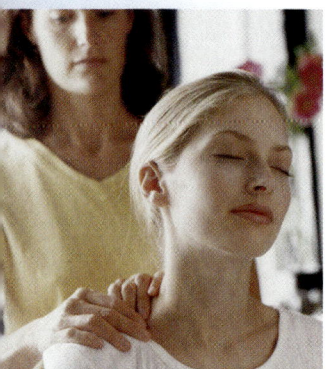

che Bestimmung (»selig baumeln«) man nicht einmal mehr erahnen kann. Die Diagnose: Verdacht auf langjährige Vernachlässigung und Misshandlung mit Todesfolge. Der Vorwurf der Fahrlässigkeit wird erhoben, Vorsatz wird mangels Dummheit nicht unterstellt. Strafrechtliche Ermittlungen gegen den verdächtigen Besitzer werden mangels Konsequenz (es ist zu spät und ohne Seele würde ihn jede Strafe kalt lassen) eingestellt. Welch eine Tragödie!

Chronischer Stress führt zu Selbstentfremdung. Aktivieren Sie Ihre Sinne, damit Sie die Schreie Ihrer Seele nicht überhören! Doch die spricht eingeschüchtert durch die vielen Hintanstellungen oft nur sehr leise und häufig nur noch in fremden Sprachen. In der Sprache des rebellierenden Bauches, in der des schmerzenden Kopfes, in der des verhärteten Muskels. »Eingefrorene Gefühle« nennen wir diese Stahlseile, insbesondere, wenn sie im Nacken/Schulterbereich liegen. Die dortigen Akupunkturmeridiane können Emotionen wie Trauer, Wut, Angst oder Entscheidungsnot zugeordnet werden; die Therapieerfolge gründen nicht zuletzt auf diesem alten Wissen.

Ich gebe hier absichtlich keine Medikamentenempfehlung, stattdessen beschreibe ich zwei schöne Übungen aus dem Yoga und dem Qi Gong:

Innerer Friede (Baum)

Stellen Sie sich auf ein Bein und balancieren Sie sich aus. Drücken Sie dann die Fußsohle des anderen Beines gegen den Unter- oder Oberschenkel des Standbeines und führen Sie die Arme ausgestreckt über dem Kopf in Gebetshaltung zusammen. Die Fixierung eines Punktes in etwa 5 Metern Abstand hilft Ihnen, die Balance zu halten. Stellen Sie sich vor, wie Sie im Boden fest verwurzelt sind, wenn auch die Krone schwankt!

Kraft und Leichtigkeit (Stehen wie ein Baum)

Stellen Sie sich hüftbreit auf, die Fersen leicht nach außen gedreht, die Knie nicht ganz durchgestreckt, und halten Sie Ihre Hände in Höhe des Nabels (Dantien) senkrecht vor den Körper. Die Fingerkuppen zeigen aufeinander, berühren sich aber nicht. Der Blick weist geradeaus. Sie spüren förmlich wie Energie und Leichtigkeit Sie durchströmen!

Kommen Sie also zur Ruhe, um Ihre Bedürfnisse zu erkennen. Dies gelingt besonders gut während eines langen Spaziergangs, eines Entspannungsbades, beim Yoga (Baum) oder Qi Gong. Nehmen Sie Einfluss auf diesen Seelenzustand durch Meditation, autogenes Training oder Visualisieren. Bei der Ausdauersportart Laufen erleben Sie nach einiger Zeit das »runner's high«. In dem Augenblick werden körpereigene Opiate (Endorphine) freigesetzt und das Glückshormon Serotonin verleiht der Seele Flügel!

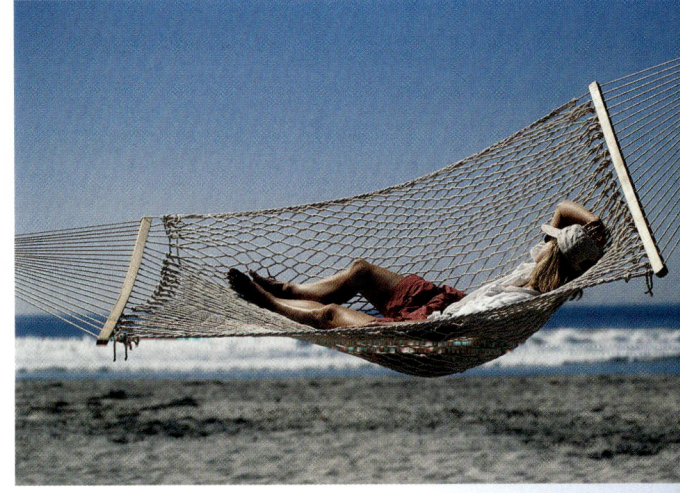

Auch das Fasten macht Ihren Kopf frei und gibt Ihnen unglaubliche Kraft, Konzentrationsfähigkeit und Lebensfreude! Versuchen Sie es einmal! Ab dem dritten Tag werden Sie aufgrund des ausgeglichenen Blutzuckerspiegels nicht mehr Sklave Ihres Süßhungers sein, ein wunderbares Unabhängigkeitsgefühl! Sie fühlen sich wieder stark im Leben und geistig fit.

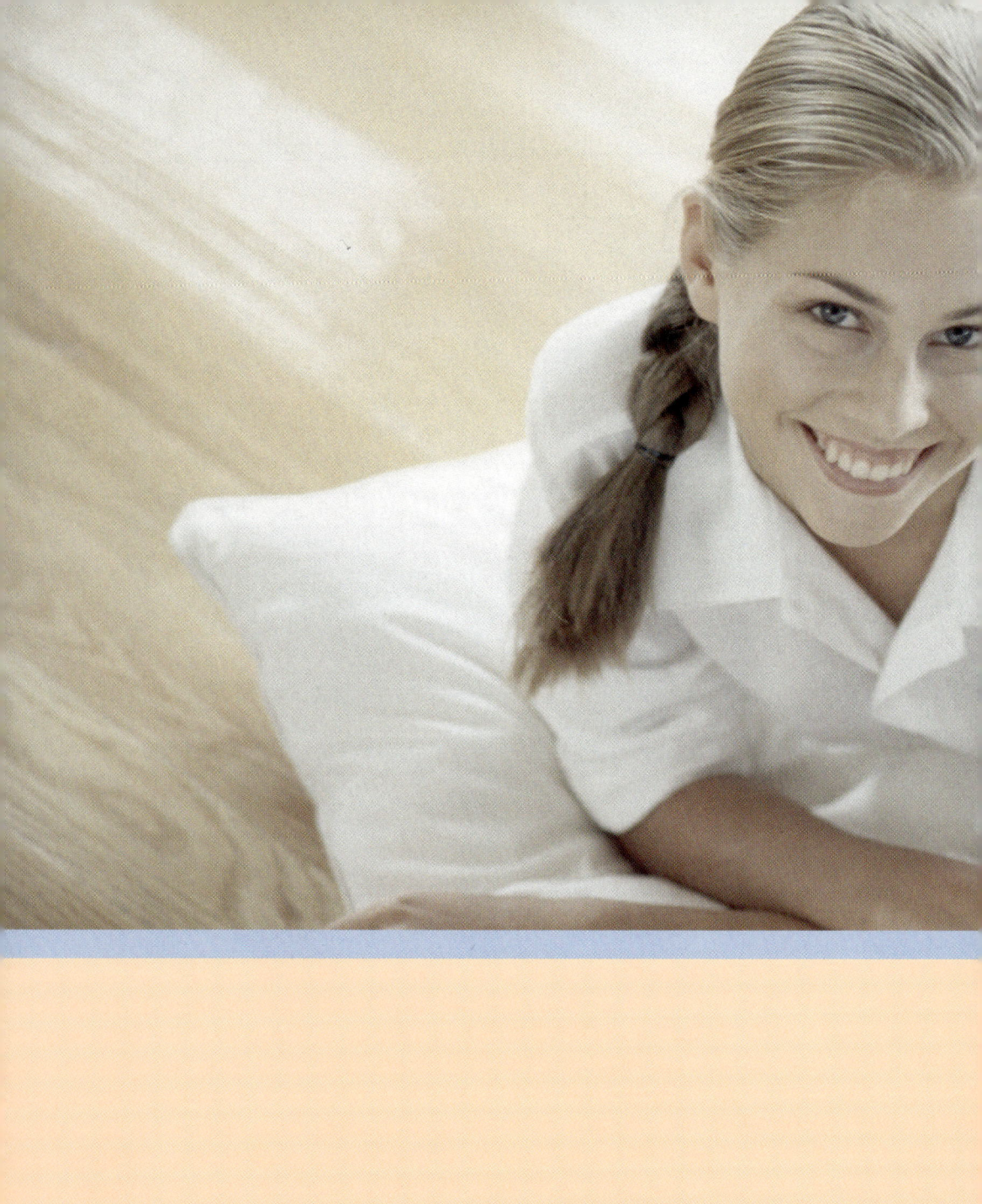

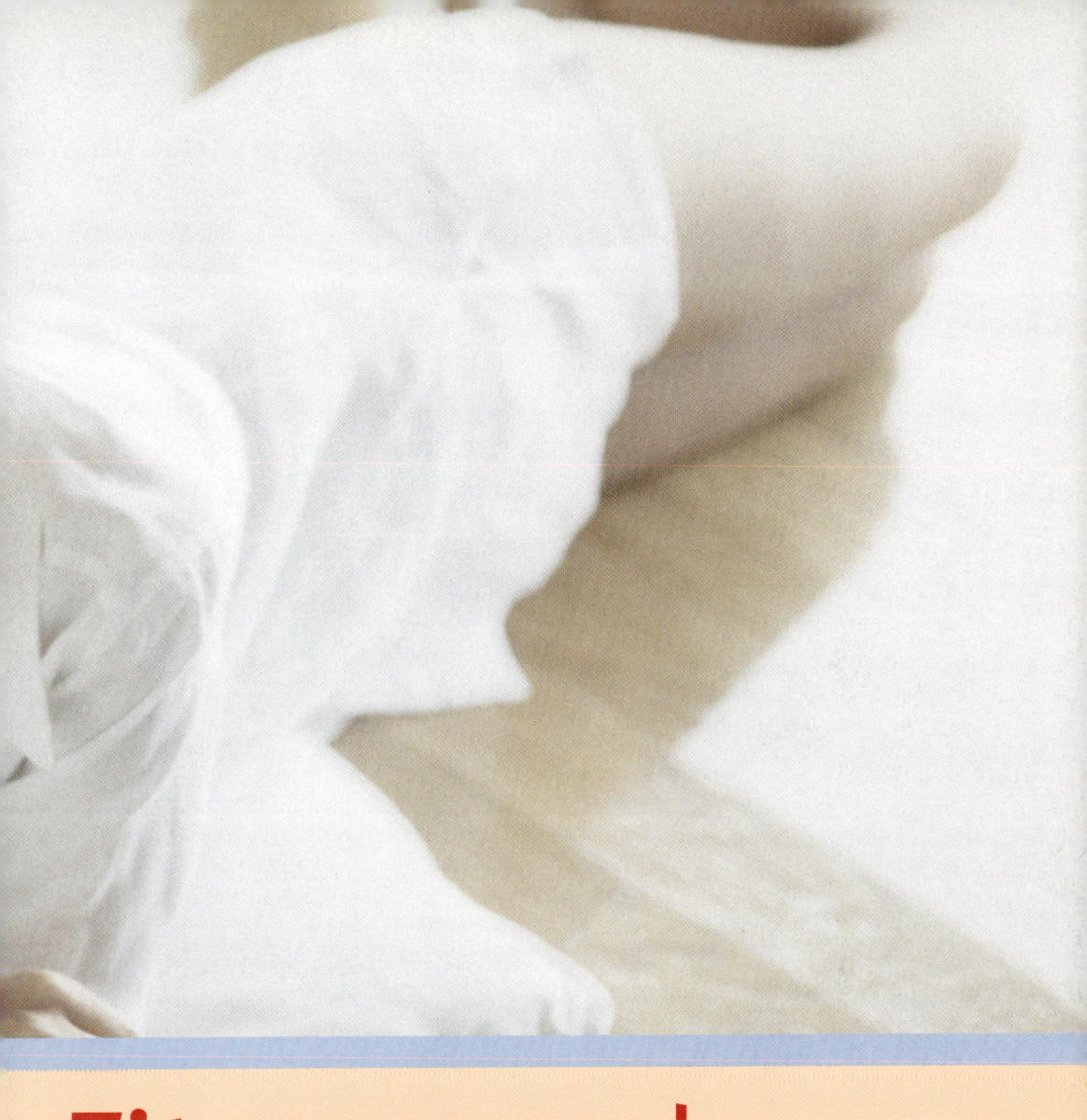

Fit, gesund,
einfach gut drauf

Mein Easy-Fitness-Programm

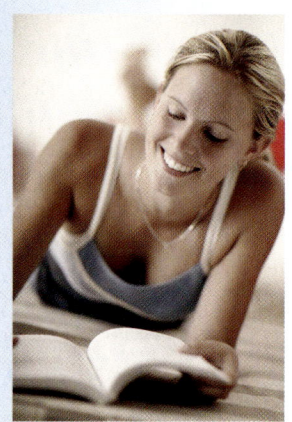

Nach F.X. Mayr ist der Bauch die Wurzel des Menschen. Wurzeln ernähren eine Pflanze und sorgen so dafür, dass Blüten treiben und Früchte reifen. Sie verankern die Pflanze im Boden und geben ihr Halt. So kann ein Sturm eine Pflanze zwar oberflächig zerzausen, nicht aber vernichten. Wenn wir dieses Bild auf den Menschen übertragen, bedeutet das, wenn der Bauch nicht in Ordnung ist, wird der Mensch krank. Wenn der Mensch krank ist, kann demnach die Ursache in einem geschwächten Verdauungssystem liegen. Dieses System lässt sich durch Pflege und Schonung optimieren, sodass die Pflanze Mensch wieder einen festen Stand im Leben bekommt.

Fühlen Sie sich nach der bisherigen Lektüre angesprochen? Ihnen fehlt aber die Zeit für Schonung, Ruhe und Monotonie und außerdem ist es doch irgendwie langweilig? Sie sehnen sich nach Abwechslung in Ihrem Alltagsstress: Ein Wochenendkurztrip nach Barcelona wäre fantastisch? Ruhe ist was fürs Alter? Und dann auch noch fasten, wie entsetzlich asketisch! Was haben Sie denn noch vom Leben, wenn sie bei all Ihrer Arbeit nicht einmal mehr essen dürfen, was Sie wollen? Außerdem brechen Sie schon so fast zusammen …

Der Strauß ist ein Vogel, dem die Fähigkeit des Fliegens abhanden gekommen ist, sein Körper ist im Laufe der Evolution zu schwer geworden. Auch wir können uns der Erinnerung an die Leichtigkeit des Seins entziehen, indem wir den Kopf in den Sand stecken.

Vielleicht haben Sie aber doch vor, sich diesem verrückten Erholungs- und Fitnessprogramm zu stellen? Aber total reizüberflutet und multitaskingunfähig wie Sie sind, muss es ja nicht gleich für drei Wochen sein. Beginnen Sie mit kleinen Schritten, und genießen Sie Ihr Wochenend-easy-Programm!

Mein Wochenend-easy-Programm

Sie haben ein ganzes Wochenende für sich! Niemand ist da, der Ihre Ruhe stören könnte, Sie haben es in der Hand, aus diesen zwei Tagen ein wundervolles Fitness- und Wellnesserlebnis zu machen. Hier das Rezept:

Freitag: Sie kaufen, soweit nicht vorrätig, alles Nötige ein: Basenpulver oder Basentabletten (s. S. 39), 1 kg Natriumbicarbonatpulver (Badesoda), Bittersalz, Meersalz; stilles Wasser, frisches (!) Obst und Gemüse, auch Suppengemüse, helles fein geschrotetes Brot ohne grobe Körner, eventuell noch ein Fischfilet. Kräutertees nach Bedarf: als »Windtees« Fenchel, Anis, Kümmel, Kurkuma, Pfefferminz, Rosmarin; zusätzlich krampflösend sind Melisse, Süßholz, Angelika; entwässernd Brennnessel und Zinnkraut; beruhigend besonders Melisse, Lavendel, Passionsblume und Johanniskraut.

Während Sie daheim alle Relaxing-Hilfsmittel voller Vorfreude auspacken und einräumen, kochen Sie sich eine große Kanne Tee mit Kardamom (s. S. 65), legen Ihre Lieblingsentspannungsmusik auf und setzen sich in Ihre Lieblingssofaecke. Sie schließen die Augen, und während Sie den Tee in kleinen Schlucken genießen, jubilieren Sie innerlich über die gewonnene Freiheit. Sie haben jetzt Zeit für alles, was Sie gern tun, denn Sie müssen weder kochen noch essen noch spülen, nur Tee trinken … Während das Badewasser für das Basenbad (s. S. 74) einläuft, setzen Sie das Bitterwasser für den nächsten Morgen an (s. S. 18). Nach einem wunderbaren Bad geht es erschöpft und glücklich ins Bett.

Samstag: Wenn Sie zu Wochenendmigräne neigen, klingelt der Wecker wie gewohnt, alle andern dürfen ausschlafen!

Wichtig

Keine roten Tees wie Malve, Hagebutte, Mate oder Roibush, weil diese säuernd wirken!

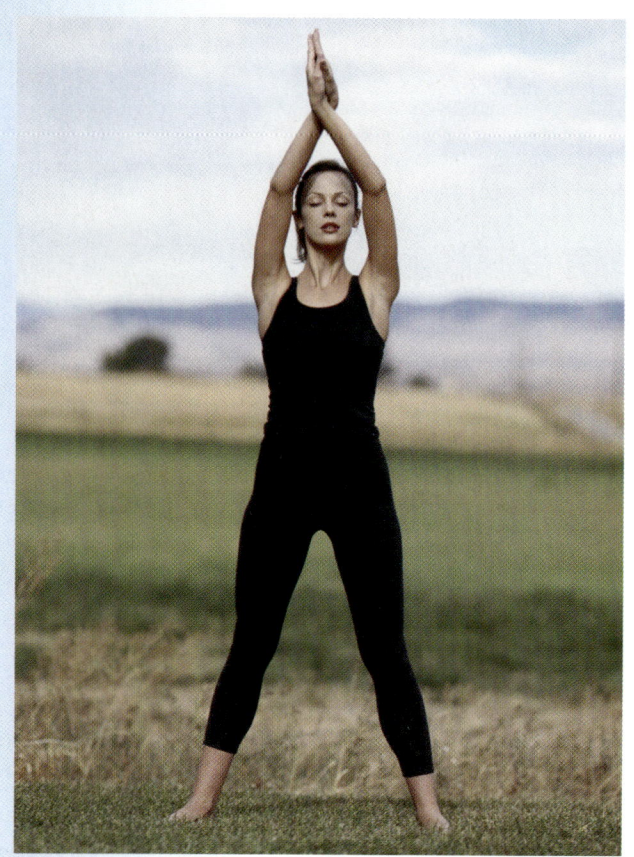

Der Tag beginnt mit Bittersalz und Basen(pulver). Dann folgt ein wenig Gymnastik mit Atemübungen am offenen Fenster. Atmen Sie bewusst tief ein und aus, konzentrieren Sie sich dabei auf die Bewegungen von Brust und Bauch, indem Sie diese auch mit aufgelegten Händen spüren. Denken Sie: »Es atmet mich.« Strecken und dehnen Sie Arme und Beine und lassen Sie sie kreisen. Entspannen Sie Ihre Schultern, indem Sie sie bis zu den Ohren anheben und dann fallen lassen, und zwar so lange, bis sich das Gefühl einstellt, Sie hätten einen Giraffenhals.

All diejenigen, die nicht das Bedürfnis verspüren, Joggen zu gehen, dürfen nun unter die Dusche. Kreislaufanregend sind Wechselduschen, das heißt zunächst warm, dann kalt. Frieren Sie leicht, dürfen Sie sich auch allmählich an das Abschrecken gewöhnen, indem Sie zunächst nur die Beine bis übers Knie von unten nach oben mit kaltem Wasser abduschen. Wer zu Kopfschmerzen, Migräne oder einer Reizblase neigt, sollte eher einen Kneipp'schen Knieguss (Fuß, Unterschenkel, Knie) machen; wer krampfartige Bauchschmerzen und Blähungen hat, einen Kneipp'schen Unterguss (Beine und Unterleib). Nehmen Sie sich nach der Dusche viel Zeit für eine anregende Bürstenmassage (s. S. 85).

Und nun gönnen Sie sich ein königliches Frühstück! Wonach steht Ihnen der Sinn? Wenn Sie Früchte mögen, verspeisen

Kneipp'scher Guss

Wenn kein weitlumiger, also dicker Schlauch vorhanden ist, sollte die Brause auf einen schwachen Strahl (Guss) einge-stellt werden, der die Haut nur überspült: mit kaltem Wasser an der Außenseite der Beine hoch bis zum Knie oder Hüftkno-chen, dann über den Nabel an der Innenseite des Beines wie-der hinunter.

Bürstenmassage

Bei abgetrockneter Haut mit einer nicht zu harten Naturbürs-te oder einem Luffa-Handschuh in kreisenden Bewegungen von der Peripherie zum Herzen massieren! Das verbessert die Blut- und Lymphzirkulation.

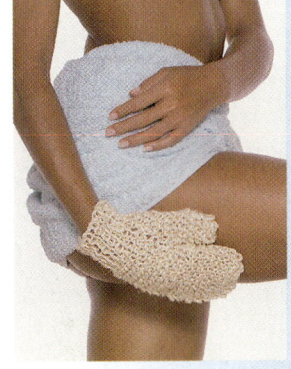

Sie diese bitte zuerst und auf nüchternen Magen, so vermei-den Sie eine mögliche Gärung. Sonst dürfen Sie alles essen, vorausgesetzt, Sie lassen sich Zeit und kauen gut! Auch Crois-sants sind heute erlaubt, nur bitte nicht eintunken und ein-weichen: Kauen ist angesagt. Ein weich gekochtes Ei? Aber si-cher! Vergessen Sie das Cholesterin, das Lecithin darin ist für Sie viel wichtiger. An Ihrem hübsch gedeckten Tisch genießen Sie den Duft und Geschmack der Speisen ganz intensiv, denn Sie sind weder durch Zeitung noch durch Radionachrichten abgelenkt!

Nach diesem überaus angenehmen Einstieg ins Wochenende bereiten Sie bitte das Gemüse für die Basenbrühe vor (s. S. 73) und setzen sie auf.

Der Abstand zwischen Frühstück und Mittagessen sollte etwa fünf Stunden betragen. Das bedeutet, Sie haben nun ausrei-chend Zeit für sportliche Betätigung wie zügiges Spazieren-

Nehmen Sie sich nun ausreichend Zeit für den Stuhlgang, falls noch nicht erfolgt.

Wichtig

Vergessen Sie das Trinken zwischen den Mahlzeiten nicht, insbesondere vor und nach dem Saunieren! Nach Sauna und Massage am besten Basenpulver oder -tabletten einnehmen!

gehen oder Radfahren. Beides können Sie verbinden mit einem Besuch in Ihrem Buchladen, wo Sie sich mit Lesestoff und DVDs fürs Herz eindecken.

Wieder zu Hause angelangt gibt es einen Teller Basenbrühe und die Zeitungslektüre. Vor dem Mittagessen ist dann wieder Ruhe angesagt: Legen Sie sich mit einem Leberwickel (s. S. 48) ins Bett oder aufs Sofa.

Nach dem königlichen Frühstück sollte das Mittagessen eher bürgerlich ausfallen. Mayr pflegte dazu zu sagen: »Mittagessen wie ein Bürger.« Nun meinte er damit keine Schweinshaxe, sondern beispielsweise Fisch auf einem Gemüsebett mit Pellkartoffeln. Es darf als Vorspeise auch ein Brokkolisalat mit Mandelsplittern (reich an Vitamin C!) oder ein Möhrensalat sein und dann ein Gemüseratatouille mit einem kleinen Seezungenfilet. Entdecken Sie die Langsamkeit des Genießens! Obwohl Sie nach diesem basischen Essen nicht müde sind, lassen Sie es ein wenig sacken, bevor Sie sich wieder auf den Weg machen, denn nochmals ist Bewegung angesagt. Wie wäre es mit einem Schwimmbadbesuch mit anschließendem Saunieren und Massage?

Sie dürfen aber auch nachmittags einfach nur faul sein, lesen, träumen, Musik hören und sich für den Abend mit Freunden zu einem Plausch verabreden. Das tut gut, entspannt und lenkt ab. Sie bekommen nämlich abends nichts mehr zu essen, nur Tee mit Honig gesüßt vom Löffel. Nicht vergessen: Bitterwasser ansetzen!

Danach werden Sie wunderbar schlafen; wenn Ihnen kalt ist, wird ein Leberwickel Sie wärmen.

Sonntag: Noch ein Tag, der ganz Ihnen gehört! Sie können ihn ähnlich »easy« gestalten wie den Samstag, bitte keinen Leistungsdruck, nicht bügeln, keine geschäftlichen E-Mails anschauen. Etwa eine Stunde nach Bitterwasser und Basenpul-

ver verwöhnen Sie sich wieder mit einem königlichen Frühstück. Dann folgt Bewegung und nach einem »bürgerlichen«
Mittagessen ist auch Faulenzen gestattet.

Für Kopfschmerzpatienten: Sie
brauchen auch heute ein struk-
turiertes Wochenendprogramm:
nicht zu lang ausschlafen, Knieguss, Balance von sportlicher Ak-
tivität und Entspannung. Nehmen
Sie 2× täglich Basenpulver ein,
wenn Sie sich ein Basenbad gönnen, nur 1 x täglich. Und denken
Sie an die ausreichende Trinkmenge!

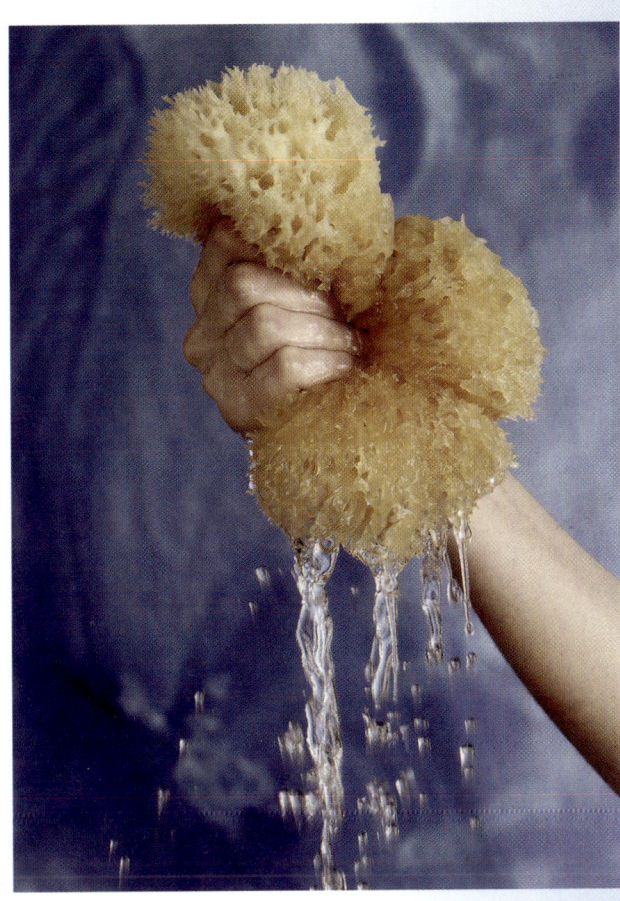

Für Schlafgestörte: Sport ist angesagt, aber nicht nach 18.00 Uhr.
Fahren Sie Ihr vegetatives Nervensystem frühzeitig auf Entspan-
nungsniveau herunter. Damit Sie
auch schlafbereit sind: keinen
Mittagsschlaf machen, Ruhepha-
sen eher mit Lektüre verbringen
als mit Schlummer.

Für Reizdarmpatienten: Unver-
traglichkeiten beachten, insbesondere keine Rohkost nach 15.00
Uhr, Milchprodukte einschränken,
gegebenenfalls Verzehr von Obst reduzieren. Bei Durchfallneigung greifen Sie keinesfalls zu sorbithaltigen Kaugummis
gegen den Hunger (s. S. 60)! Bei Bauchkrämpfen machen Sie
einen Unterguss (s. S. 85) und einen Leberwickel (s. S. 48). Zur
Unterstützung nehmen Sie die Homöopathika Okoubaka D4
und Carbo vegetabilis D6 (s. S. 65). Versuchen Sie eine behut-
same Bauchselbstbehandlung, indem Sie sanft mit der gan-

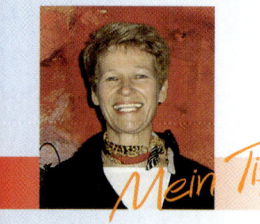

Mein Tipp

Für alle, die unsicher werden oder zweifeln: Verwenden Sie die formelhafte Vorsatzbildung aus dem autogenen Training wie ein Mantra! Sagen Sie immer wieder vor sich hin: Ich bin und bleibe ganz gelassen! Oder: Es geht mir immer besser! Oder: Ich bin mir wichtig! Oder: Schokolade ist mir völlig gleichgültig ...

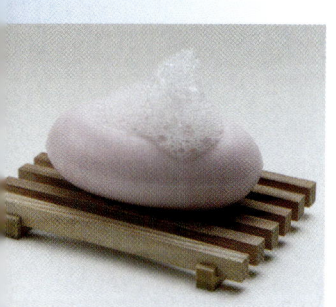

zen Hand im Uhrzeigersinn um den Nabel herum über Ihren Bauch streichen. Die ärztliche Bauchbehandlung mit Lymphdrainage und Atemgymnastik können Sie selbst leider nicht einmal annähernd erbringen: Dazu fehlen Ihnen die geschulte Hand und die Hebelkräfte.

Für Ausgebrannte: Nehmen Sie sich Zeit, um zu sich zu kommen, und stürzen Sie sich nicht sofort in neue Aufgaben! Wenn Kummer der Grund ist, dass Sie vor sich davonlaufen, können Sie sich auch einen schönen Film fürs Herz anschauen und die Tränenschleusen weit öffnen. Das tut gut! Und nehmen Sie sich vor, »Nein« zu sagen, wenn wieder ungerechtfertigt Ansprüche an Sie gestellt werden. Bewahren Sie sich das »Ja« für die schönen Dinge auf!

Für alle: Wenn Sie sich vormittags bereits sportlich betätigt haben, dürfen Sie nachmittags eine Beauty-Wellness-Session genießen! Während Sie eine Haarkur einwirken lassen (bei trockenem Haar eher auf der Basis von Olivenöl, bei fettigem mit Aloe vera), machen Sie ein Ganzkörperpeeling. Danach geht's zum Relaxen in die Wanne, vielleicht für ein Aromabad mit Blutorange oder Sandelholz. Und vergessen Sie das Trinken nicht, sowie das Basenpulver. Das ist Luxus pur.

Wenn Ihnen jetzt trotz allem der Gedanke kommt, dass morgen schon Montag ist, so what?! Sie verdrängen nicht, sondern verarbeiten die Botschaft positiv, indem Sie Ihre Unterlagen zurechtlegen und auch die Kleiderfrage heute noch entscheiden. Dann gibt es morgen früh keinen Stress.

Und jetzt ist es Zeit für den Abendtee mit einem Löffel Honig und dem Gefühl, fit und entspannt zu sein und dabei auch noch gut auszusehen. Dann gibt es Basenpulver und Leberwickel. Der Montag kann kommen!

Das 7-Tage-easy-Programm

Stellen Sie sich vor, Sie haben eine ganze Woche lang für sich Zeit! Keine fremdbestimmten abendlichen Verpflichtungen, keine Geburtstage, kein Sonntagsbrunch, vielleicht haben Sie sogar Urlaub. Langweilig? Deprimierend? Entsetzlich? Nicht für Sie, denn Sie machen eine unvergessliche Fitnesswoche für Körper und Seele daraus!

Ich stelle Ihnen ein Programm zusammen, das Sie zum einen in Ihrem Urlaub, zum andern aber auch neben Ihrer Arbeit durchführen können. Sie sind der Chef: Je nach Energiezustand bestimmen Sie die Intensität der Selbstbehandlung. Ziel der Übung ist, dass Sie körperlich fit und seelisch ausgeglichen aus dieser Woche hervorgehen, und zwar ohne teure Pillen einnehmen zu müssen.

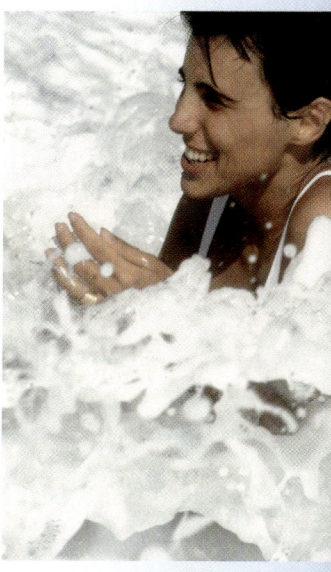

Die Basis dafür sind die Prinzipien nach F. X. Mayr: Schonung, Säuberung, Schulung und Substitution (s. S. 16–22). Das bedeutet konkret: Fasten beziehungsweise Monotonie in der Ernährung, Betonung auf basenreiche Kost, Trinkkur, Abführen, Schulung des Verdauungsapparates. Dazu kommt ein auf Sie zugeschnittenes ausgeglichenes Bewegungs- und Entspannungsprogramm.

Die Vorbereitung

Steigen Sie auf jeden Fall mit dem Wochenend-easy-Programm ein (s. S. 83), der Einkaufszettel sollte jedoch erweitert werden durch 4–5 helle Brötchen, alternativ bei Weizenunverträglichkeit durch die Zutaten für selbst gemachte Dinkelfladen (s. S. 90). Wenn Sie zu Muskelkrämpfen neigen, brauchen Sie zusätzlich ein gutes Kalium/Magnesium-Präparat, beispielsweise Tromcadin forte 3 × 2 (Substitution), da das Bitterwasser über längere Zeit genommen diese Salze ausschwemmt.

Wichtig

Wenn Sie Milchprodukte vertragen, nehmen Sie nach einigen Tagen 3 TL Quark zur Semmel. So beugen Sie dem Abbau von Muskeleiweiß im Fasten vor! Die Alternative: ein weich gekochtes Ei.

Tipp

Die Kursemmel:

Tafelbrötchen (Semmeln) nebeneinander auf einen Rost legen und lufttrocknen. Bei zu hoher Luftfeuchtigkeit in Scheiben schneiden und trocknen.

Einkaufszettel:

4–5 Tafelbrötchen (Semmeln) oder Dinkelmehl und kohlensäurehaltiges Mineralwasser, Anis und Kümmel + Einkaufszettel fürs Wochenend-easy-Programm (S. 83). Eventuell ein Kalium/Magnesium-Präparat?

An Ihrem entspannenden Einstiegswochenende (der »Vorkur«) haben Sie Muße, am Samstag die so genannte Kursemmel vorzubereiten oder am Sonntag die Dinkelfladen für das Frühstück zu backen. Auch das Mittagessen der folgenden Woche kann dann vorgekocht werden. Wenn Sie arbeiten müssen und nicht essen gehen können, pürieren Sie einfach das Gemüse der Basenbrühe und nehmen die Basensuppe am Montagmittag zu sich.

Dinkelfladen backen:

250 g Dinkelmehl mit $\frac{1}{4}$ l Mineralwasser verrühren, etwas Salz, ggf. auch gemahlenen Kümmel oder Anis dazugeben. 4 Fladen auf ein mit Backpapier ausgelegtes Blech streichen und im vorgeheizten Ofen bei 230 °C ca. 15 Minuten backen. Die Fladen erkalten lassen, mit einem Tuch abdecken und trocknen lassen. Sie können sie auch gut einfrieren! Für die Nachkur: Verfeinerung mit in Butter geschwenkten frischen Kräutern oder Lauch!

Easy in die Woche

Am Montag beginnen Sie Ihre voraussichtlich 5-tägige Milch-Semmel-Kur. Lassen Sie sich von Ihrem Arzt vorher beraten, wenn Sie den Verdacht haben, Milch oder Weißmehle nicht zu vertragen! Insbesondere, wenn sich durch Abneigung oder Blähungsbeschwerden Hinweise auf eine Intoleranz mehren, sollte man das vorher etwa mit einem kinesiologischen Test überprüfen. Doch keine Sorge: Bei Unverträglichkeiten gibt es genügend andere Möglichkeiten. Bei Kuhmilchintoleranz greifen Sie zu Schafs- oder Ziegenjoghurt, Mandelmilch, Sojamilch oder Basenbrühe. Wenn Sie keinen Weizen vertragen, wählen Sie Dinkel, Hirse, Quinoa, Amarant, Pellkartoffeln oder Reis.

Zum Frühstück und zum Mittagessen verspeisen Sie nun so viele Semmeln oder Fladen, bis Sie ein Sättigungsgefühl verspüren. Bedingung: Sie brechen kleine Stücke ab, die Sie etwa 40-mal kauen, dann das Getränk vom Löffel saugen, noch einmal kauen und dann erst schlucken. Sollten Sie mehr als zwei Semmeln schaffen oder weniger als 30 Minuten brauchen, dann haben Sie etwas falsch gemacht!

Wenn Sie Urlaub haben

Wenn Sie Urlaub haben, machen Sie sich ein wunderbares Easy-Verwöhnprogramm, in dem der Punkt Faulenzen einen großen Raum einnimmt. Fahren Sie sich herunter von Ihrem Multitasking-Stress und versuchen Sie, immer nur eine Sache zu tun, nicht alles auf einmal. Entschleunigen Sie sich und bemühen Sie sich, jeweils nachzuspüren, wie es Ihnen in dieser oder jener Situation geht. Lernen Sie sich selbst wieder spüren. Wie geht es Ihrem Kopf, Ihrer Atmung, Ihrem Bauch? Jetzt haben Sie Zeit für sich!

Im Urlaub nehmen Sie sich für jeden Tag eine gute Tat vor, womit nicht gemeint ist, alle Vorhänge zu waschen oder endlich die Steuererklärung zu machen; vielmehr: Räumen Sie

Tipp

Behalten Sie beim Kauen die Semmel bzw. den Speisebrei vorn im Mund, dann wird kein Schluckreflex ausgelöst.

Wichtig

Wenn Sie sehr geschwächt oder sehr schlank sind, bekommen Sie zusätzlich einen Brotaufstrich (Butter, Frischkäse oder Sesamöl mit püriertem Gemüse) und mittags eine Eiweißzulage in Form von Fischfilet oder Putenschinken.

Der Tagesablauf

Morgens:
- Bittersalz mit Basen – Gymnastik, Wechselduschen oder Guss, Bürstenmassage, Milch-Semmel-Frühstück mit Kauschulung – Zeit für Stuhlentleerung

Vormittags:
- Trinkkur mit Kräutertees und Wasser – Bewegung! – Basenbrühe – Bauchselbstbehandlung

Mittags:
- Leberwickel – Milch-Semmel

Nachmittags:
- Bewegung – Trinkkur – Bauchselbstbehandlung – Entspannungsübungen – Faulenzen! – Lesen

Abends:
- Tee mit Honig – die Seele baumeln lassen – Basen- oder Aromabad – Leberwickel zum Schlafen

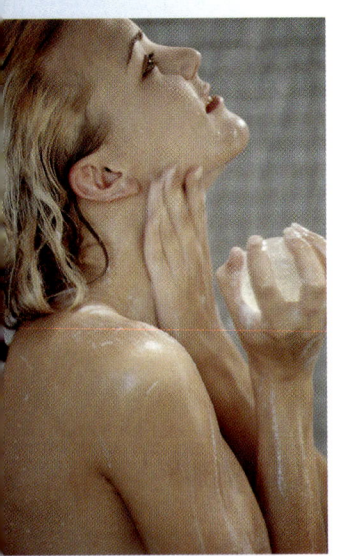

Ihre Seele auf und auch Ihre Wohnung! Nach Feng-Shui-Maßstäben haben vernachlässigte Ecken in Ihrer Wohnung einen schlechten energetischen Einfluss auf Ihre Psyche. Also: Ihre Seele ist nur so aufgeräumt wie Ihre Wohnung. Fangen Sie daher mit einer Ecke oder Schublade an. Es wird Sie entlasten und befreien, also eine Säuberung im Mayrschen Sinne sein!

Wenn Sie arbeiten

Auch wenn Sie sich nicht freinehmen können, ist diese Fitnesskur ein wunderbarer und gangbarer Gesundungsweg für Sie! Schauen sie nur, dass diese Woche nicht gerade in einer beruflichen oder privaten Maximalstressphase liegt. Ihr Vorteil: Sie haben während der ersten Tage gar keine Gelegenheit, rat- und rastlos zum leeren Kühlschrank zu pilgern. Ich verspreche Ihnen, nach vier Tagen haben Sie keinen Hunger mehr! Und auch die Essgelüste werden pausieren.

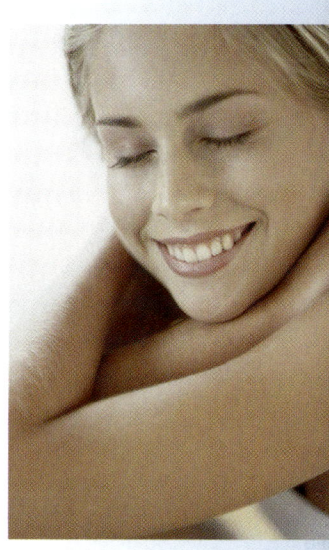

Der Tagesablauf

Sie sind durch das Dinner cancelling morgens früher wach und ausgeschlafen! Stellen Sie daher den Wecker (wenn Sie ihn überhaupt benötigen!) eine Stunde vor.

Morgens:

☀ Bittersalz mit Basen – Gymnastik, Wechseldusche, Bürstenmassage – Milch-Semmel – Zeit für Stuhlgang

Vormittags:

☀ Während der Arbeit das Trinken nicht vergessen. Nehmen Sie sich eine Thermoskanne Kräutertee mit, oder trinken Sie stilles Wasser. Keinen Kaffee!

Mittags:

☀ Gehen Sie nicht gehetzt zum Essen! Machen Sie lieber vorher einen Spaziergang. Optimal: Milch-Semmel, langsam und ohne Ablenkung kauen! Auch in Ordnung: in der Kantine das vegetarische Gericht wählen. Oder Sie haben daheim etwas vorbereitet wie beispielsweise eine Basensuppe oder einen Zucchini-Kartoffel-Auflauf.

Nachmittags:

☀ Etwa eine Stunde nach dem Mittagessen gibt es 1 TL Basenpulver oder eine Basentablette! Und mindestens 1,5 l Tee oder Wasser.

Abends:

☀ Sollten Sie vor 18.00 Uhr daheim sein, machen Sie noch ein wenig Sport, ansonsten gehen Sie lieber spazieren. Sie suchen sich nichts mehr zum Aufräumen, sondern denken nur noch in den Kategorien Verwöhnung und Entspannung: Es gibt einen Melissetee mit etwas Honig und 1 TL Orangensaft vom Löffel gesaugt(!), Ihre Lieblingsmusik, Yoga oder Qi Gong, Atemübungen und vielleicht noch jemanden, der Sie sanft massiert. Dann ein herrliches Basenbad! Anschließend noch etwas Basenpulver und einen Leberwickel: gute Nacht!

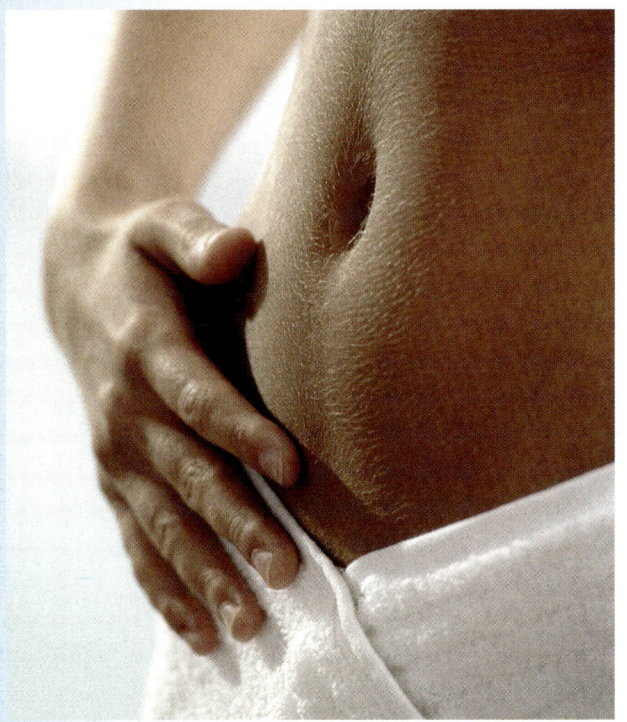

Sie haben nun – wie ich annehme – Freude am Fasten bekommen, da sich Ihr Körper so leicht anfühlt wie schon lange nicht mehr und die Endorphine Glückshormone freisetzen, sodass Sie regelrecht schweben. Deshalb dürfen Sie auch am Samstag noch weiter fasten! Aber kaufen Sie für Sonntag etwas Leichtes zum Mittagessen: vielleicht einen Fisch und viel Gemüse? Alles für ein Gemüsegratin oder ein Ratatouille?

Am Sonntag zelebrieren Sie mittags ein Basenfestessen und verzichten nochmals auf das Abendessen. Sie fühlen sich auch ohne (in Wirklichkeit gerade ohne!) gesund und fit und schlafen viel besser!

Und wie weiter?

Nehmen Sie im Anschluss an die Kur Bittersalz nur noch jeden zweiten Tag ein, nach einer Woche setzen Sie es ganz ab. Haben Sie jedoch Stress, sich wider besseres Wissen besonders schlecht ernährt und deshalb Kopfweh, nehmen Sie das Basenpulver weiter. Auch sollten Sie unbedingt die Trinkmenge von 2–3 Litern Kräutertee und möglichst stillem Wasser aufrechterhalten. Sie erinnern sich? Unser Körper besteht zum Großteil aus Wasser, es ist unser Lebenselixier. Wenn Sie weiterhin basenreich kochen bzw. essen und es schaffen, zweimal pro Woche das Abendessen ausfallen zu lassen (Dinner cancelling), tun Sie Ihrem Körper wirklich etwas Gutes. Viel Bewegung und Zeit für Entspannung halten Sie darüber hinaus fit und ausgeglichen.

Das professionelle Mayr-Kurprogramm

Stellen Sie sich einfach das wunderschöne, ruhige Ambiente eines Mayr-Hauses vor, in dem Sie rundherum verwöhnt werden. Interessiert? Dann nichts wie hin!

Ich gebe Ihnen ein Beispiel für einen Tag in der Mayr-Kur:

Ein Tag in einem Mayr-Kurhotel

Nach dem Aufstehen ist Bitterwasser-Trinken angesagt, anschließend Gymnastik. Danach Morgentee oder Milchdiät.

- Den Vormittag verbringen Sie mit hydrotherapeutischen Anwendungen, einer ärztlichen manuellen Bauchbehandlung, Heilmassagen und dem gelegentlichen Besuch an der Teebar. Es folgt die Vormittagsruhe mit einer feuchten Auflage auf dem Bauch oder einem Leberwickel.

- Mittags bekommen Schonkost-Patienten und Milchdiät-Kurgäste ein Mittagessen, Teefaster einen Mittagstee. Am Nachmittag unternehmen Sie als leichtes Bewegungsprogramm eine kleine Wanderung oder spielen Golf. In Ihrem Mayrhotel gibt es für jeden das richtige Programm!

- Ab 17.00 Uhr folgen Wassergymnastik oder Entspannungstherapien, um 18.00 Uhr der Abendtee. Abschließend wird Ihnen eine Abendveranstaltung in Form eines ärztlichen Gesundheitsvortrags, eines Kochkurses oder auch ein Kulturprogramm geboten.

- Und gegen 21.00 Uhr gehen Sie zufrieden zu Bett. Nach so einem Tag und mit einer feuchten Auflage auf dem Bauch schläft es sich himmlisch bis zum nächsten Morgen!

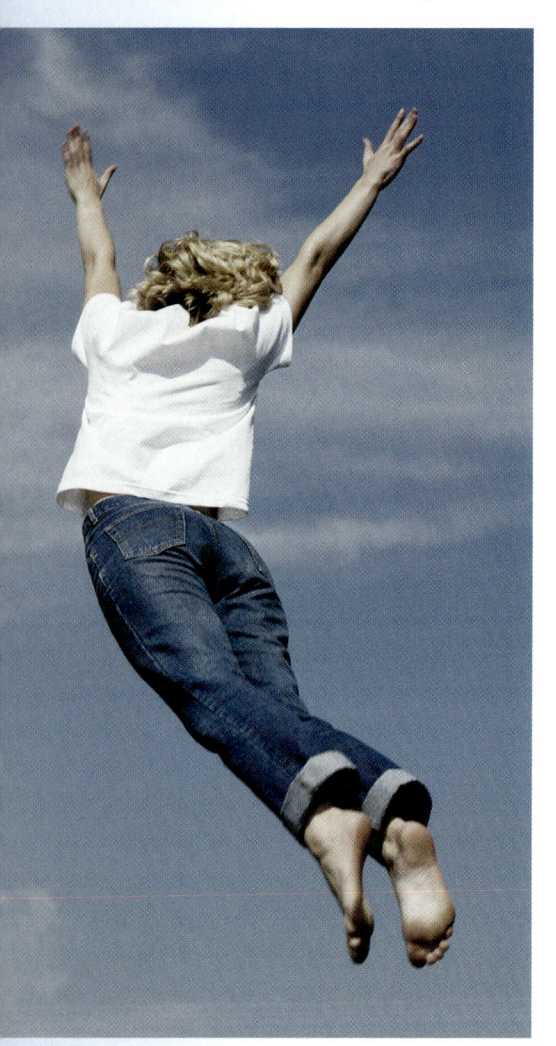

Mayr-Kuren kann man an vielen Orten, nicht nur in Deutschland oder Östereich durchführen. Die Dauer kann individuell abgestimmt werden, bewährt haben sich dreiwöchige Kuren, es geht aber auch länger. Die Kurhotels werden in der Regel von erfahrenen Mayr-Ärzten und -Ärztinnen geleitet, ein ausgebildeter Mayr-Koch sorgt für das leibliche Wohl. Es gibt kaum einen Ort, der der Erholung von Körper und Seele so entgegenkommt.

Können Sie sich vorstellen, wie fit, gesund und ausgeglichen Sie sich nach einer solchen Auszeit fühlen!? Fasten ist eines der letzten großen Abenteuer, das jeder Mensch erleben sollte und auch erleben kann! Auf unsere Art ist es einfach »easy« – also nochmals: Nichts wie hin!

Literatur

Burgerstein, Lothar u.a.: Burgersteins Handbuch Nährstoffe. Karl F. Haug Verlag, Stuttgart 2002

Gerz, Wolfgang: Lehrbuch der Applied Kinesiology in der naturheilkundlichen Praxis, AKSE Verlag, München 2001

Jarisch, Reinhart (Hg.): Histamin-Intoleranz. Histamin und Seekrankheit. Thieme, Stuttgart 2004

Rauch, Dr. med. Erich: Lehrbuch der Diagnostik und Therapie nach F.X. Mayr. Kriterien des Krankheitsvorfeldes, der Gesundheit und Krankheit. Karl F. Haug Verlag, Stuttgart 2004

Rauch, Dr. med. Erich u. Peter Mayr: Milde Ableitungsdiät. Karl F. Haug Verlag, Stuttgart 2001

Schrott, Dr. med. Ernst u. Dr. med. Wolfgang Schachinger: Handbuch Ayurveda. Karl F. Haug Verlag, Stuttgart 2004

Stossier, Dr. med. Harald: Allergien erfolgreich behandeln mit der Mayr-Kur. Karl F. Haug Verlag, Stuttgart 2001

Wichtl, Max (Hg.): Teedrogen. Ein Handbuch für Apotheker und Ärzte. Wissenschaftliche Verlagsgesellschaft, Stuttgart 1984

Worlitschek, Dr. med. Michael: Säure-Basen-Fitness. Karl F. Haug Verlag, Stuttgart 2005

Worlitschek, Dr. med. Michael u. Peter Mayr: Säure-Basen-Einkaufsführer. Karl F. Haug Verlag, Stuttgart 2001

Worm, Dr. Nicolai: Syndrom X oder ein Mammut auf den Teller! systemed Verlag, Lünen 2002

Adressen

Internationale Gesellschaft der Mayr-Ärzte
Iglerstraße 51–53
A-6080 Innsbruck/Igls
Tel. +43 (0)6 64-9 22 82 94
www.fxmayr.com

Stichwortverzeichnis

Bibliografische Information der Deutschen Bibliothek
Die Deutsche Bibliothek verzeichnet diese Publikation in der Deutschen Nationalbibliografie;
detaillierte bibliografische Daten sind im Internet über http://dnb.ddb.de abrufbar

© 2006 Karl F. Haug Verlag in MVS
Medizinverlage Stuttgart GmbH & Co. KG
Oswald-Hesse-Str. 50 · 70469 Stuttgart
Printed in Germany

Programmplanung:
Dr. Elvira Weißmann-Orzlowski

Lektorat: Christiane Blass, Christina Stock

Bildredaktion: Christoph Frick

Umschlaggestaltung und Layout:
CYCLUS · Visuelle Kommunikation, Stuttgart

Bildnachweis:
Umschlagfoto: Zefa
Abbildungen innen: Christiane Blass: S. 39, 74;
Goodshoot: S. 4, 5 Mitte und unten, 6, 7, 10/11,
24/25, 80/81, 92, 93, 94; Dr. Hans-Ulrich Hecker:
S. 47; Klosterfrau: S. 41; Polar: S. 69; Zefa: S. 3, 36;
alle übrigen: Archiv der Thieme Verlagsgruppe

Gedruckt auf chlorfrei gebleichtem Papier

Satz: Fotosatz H. Buck, Kumhausen
Druck: Westermann Druck Zwickau GmbH

ISBN 3-8304-2188-5
ISBN 978-3-8304-2188-7   1 2 3 4 5 6

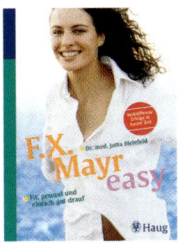

Liebe Leserin, lieber Leser,

wir freuen uns, dass wir Ihnen mit diesem Buch weiterhelfen konnten. Fragen zum Inhalt dieses Buches leiten wir gern an die Autorin oder den Autor weiter.

Auch Anregungen und Fragen zu unserem Programm wie auch Ihre Kritik sind uns herzlich willkommen!

Denn: **Ihre Meinung zählt.**
Deshalb zögern Sie nicht – schreiben Sie uns!

Ihre

Dr. Elvira Weißmann-Orzlowski

▌ Adresse:	Lektorat Haug Verlag
	Postfach 30 05 04
	70445 Stuttgart
▌ E-Mail Leserservice:	heike.bacher@medizinverlage.de
▌ Fax:	0711-8931-748

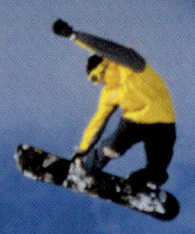